STRAFFER BAUCH & GESUNDER RÜCKEN

HEIKE HÖFLER

STRAFFER BAUCH & GESUNDER RÜCKEN

Sicher und schnell
zur perfekten Figur

Weltbild

Inhalt

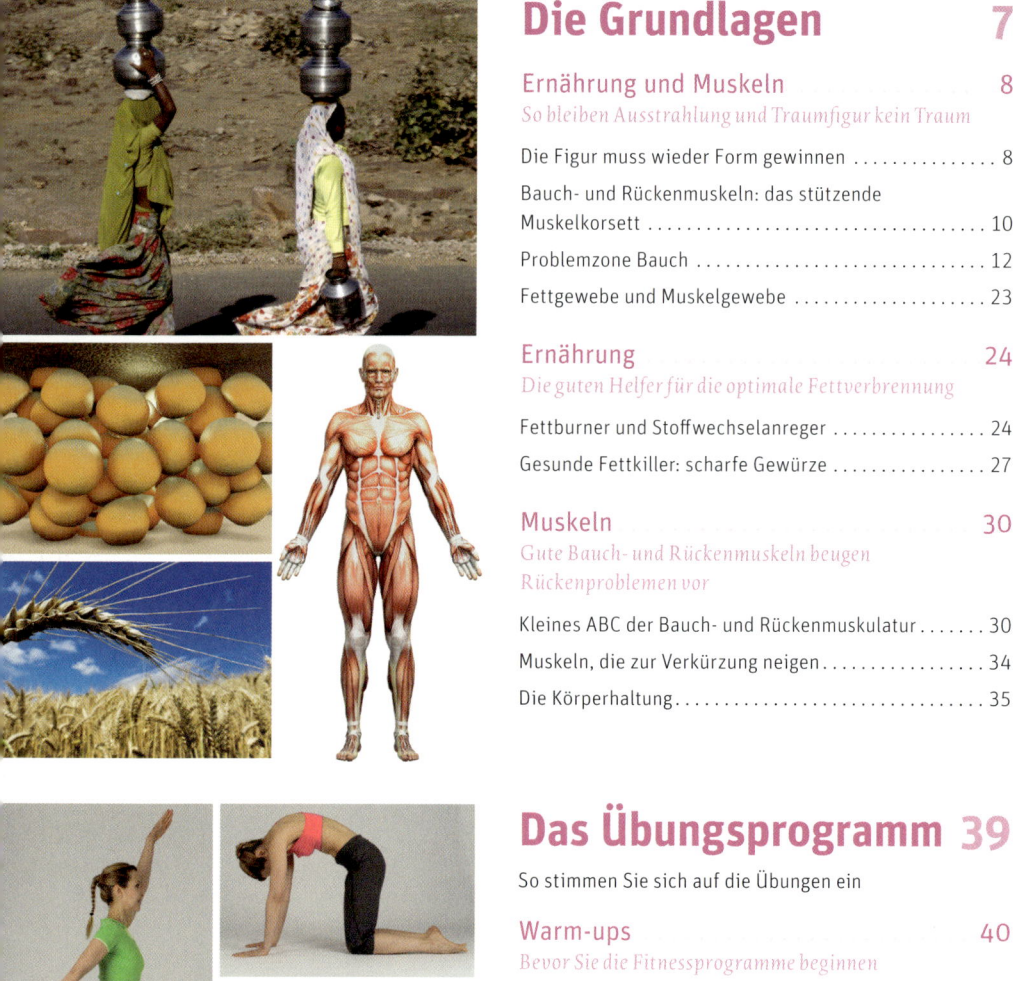

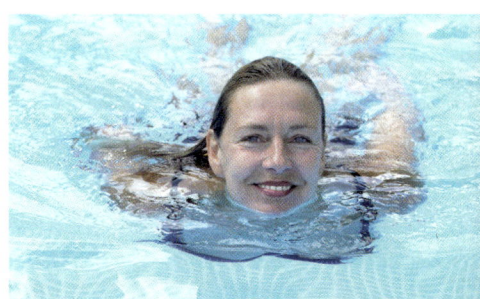
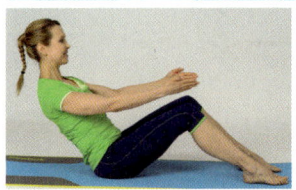
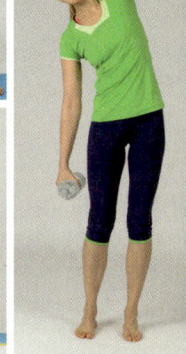
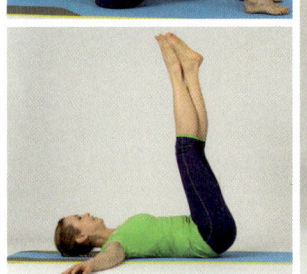
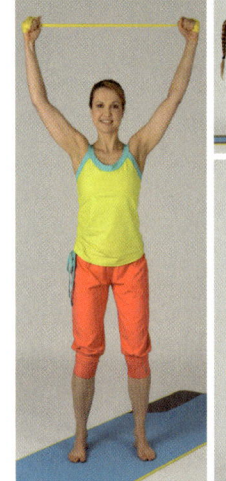
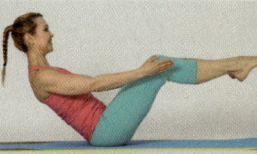
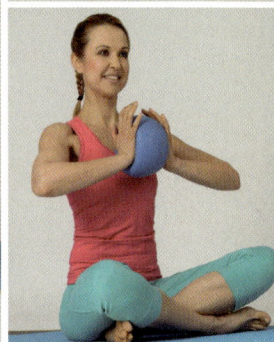

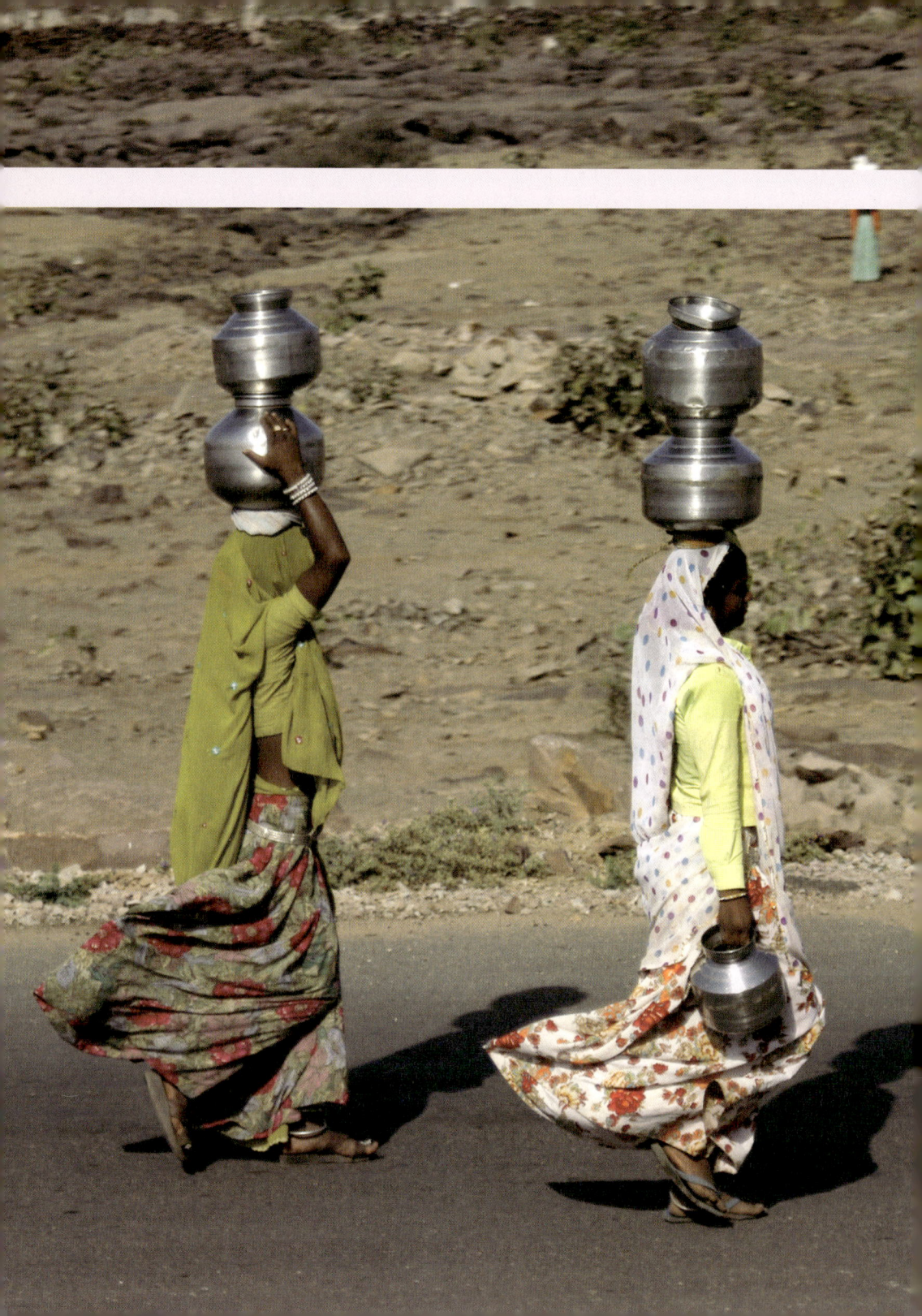

Die Grundlagen

In diesem Buch finden Sie viele Übungen, um die Haltemuskeln – vor allem die Rücken- und Bauchmuskeln – zu stärken. Schlaffe Muskeln haben nämlich immer eine schlaffe Haltung zur Folge. Schlaffe Bauchmuskeln bewirken z. B. ein Hohlkreuz; schwache Rückenmuskeln eine lasche, vorgebeugte Haltung, wobei die Wirbelsäule nicht genug stabilisiert und gestützt wird. Dadurch kommt es zu Fehlhaltungen, z. B. zu einem Rundrücken.

Durch kräftige Haltemuskeln wird die Haltung aufgerichtet, was nicht nur für die Wirbelsäule gesund ist, sondern auch gut aussieht. Der erste Eindruck zählt! Eine gute Körperhaltung macht auf das Gegenüber immer einen positiven Eindruck.

Stellen Sie sich vor, Sie würden einen Krug Wasser auf dem Kopf balancieren …

Ernährung und Muskeln

So bleiben Ausstrahlung und Traumfigur kein Traum

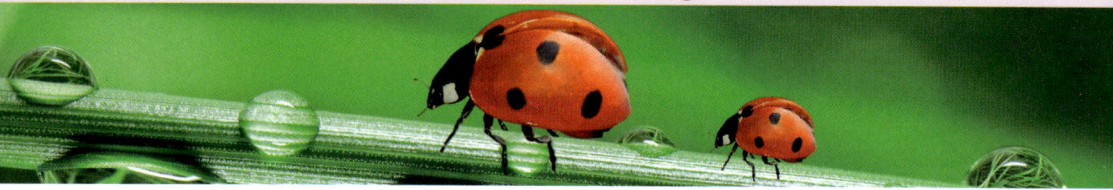

Die Figur muss wieder Form gewinnen

Wer freut sich nicht über einen starken Rücken und einen straffen Bauch? Neben einer gesunden Ernährung wirken die richtigen, zielgerichteten Übungen Rückenproblemen und schlaffer Bauchhaut entgegen. Wie eine Umfrage der deutschen Gesellschaft für Ernährung ergab, sind etwa ein Drittel der deutschen Männer und Frauen mit ihren Körperproportionen unzufrieden. Sie wünschten sich, dass sie Speck verlieren und die Figur wieder mehr Form gewinnen würde.

Rücken- und Bauchmuskeln sind für eine gute, aufrechte, ansprechende Haltung, aber auch für einen gesunden Rücken ausschlaggebend. Nichts bewirkt eine derart *positive Ausstrahlung* wie eine aufrechte Haltung mit trainierten, festen Bauchmuskeln. Dabei ist es überaus vorteilhaft, dass Übungen, die die Bauchmuskeln kräftigen und die Bauchhaut straffen, gleichzeitig dem Kreuz Halt und Stütze geben.

Vielfach sind die Ursachen für ein Hohlkreuz die zu wenig trainierte, kraftlose Rücken- und Bauchmuskulatur. Da der Rücken mit allen Bewegungsorganen zusammenhängt, ist ein gesunder, trainierter Rücken für die Figur ganz entscheidend.

Eine kleine geschwungene Wölbung der Lendenwirbelsäule ist physiologisch richtig, jedoch lassen sich viele Menschen zu sehr in diese Wölbung hineinfallen, sodass sie sich zu weit nach vorn verbiegt und dadurch ein *Hohlkreuz* ausprägt. Auf diese Weise wird der Bauch unnötig weit nach vorn herausgestreckt, und es kommt zu keiner positiven Ausstrahlung durch eine straffe, gut ausbalancierte Haltung.

Auch ein zu hohes *Gewicht*, das vorn am Körper hängt, lässt eine stärkere Lordosenkrümmung (Hohlkreuz) entstehen. Die Kreuzmuskeln müssen nun ein Umfallen des Körpers nach vorn verhindern und extrem viel Kraft aufbringen. Dadurch kommt es zu einer Verkürzung der Kreuzmuskeln; sie verspannen und führen zu Schmerzen. Dabei wird auf die kleinen Wirbelgelenke sowie auf die Bandscheiben unangenehmer Druck ausgeübt. Kräftige Bauchmuskeln schützen die Lendenwirbelsäule vor dem nach vorn Biegen. Die Muskeln im Kreuzbereich dagegen dürfen sich nicht verkürzen und müssen gedehnt werden ebenso die inneren Hüftbeugemuskeln. Daher müssen die Rücken- und Gesäßmuskeln mit gesunden Methoden aufgebaut werden. Auf diese Weise entsteht eine ansprechende Körperharmonie mit gut ausgebildeten Muskeln und einer straffen Haut.

Rücken- und Bauchmuskeln sollten immer zusammen trainiert werden, da sie statisch miteinander verbunden sind. Wenn eine Seite zu stark und die andere zu schwach ist, kommt es zu Haltungsschäden, Verspannungen und schließlich zu Schmerzen. Um Verspannungen und Haltungsprobleme zu vermeiden, ist ein Gleichgewicht zwischen den beiden Muskelgruppen äußerst wichtig. Sie bilden zusammen in unserer Körpermitte ein starkes Muskelkorsett, das für eine aufrechte Haltung sorgt, die Wirbelsäule stützt, schützt und entlastet und uns somit vor Rückenbeschwerden bewahrt. Darüber hinaus verhelfen uns diese Muskeln, die auch die Taille formen, zu einer ästhetischen Körpersilhouette, und sie lassen ungeliebte Fettdepots verschwinden.

Nahezu jeder kennt ungewollte Fettpölsterchen in der Körpermitte, vor allem um Bauch und Hüften. Hier sitzt das *Speicher-* und *Depotfett*, das die Natur als Reserve für *magere Zeiten* im Unterhautfettgewebe und am Bauchfell vorgesehen hat. Dieser Schutzmechanismus aus der Urzeit, in der es oft über einen langen Zeitraum hinweg nur wenig zu essen gab, ist immer noch in unseren Genen verankert. *Depotfett* ist ein Energiespeicher. Er wird im Hungerzustand zur Energiegewinnung verwendet. Heute muss bei uns jedoch niemand mehr hungern. Deshalb sollten wir darauf achten, dass diese Fettspeicher nicht unnötig gefüllt werden. Das, was sie einmal eingelagert haben, geben sie nämlich nur ungern wieder ab.

Daher ist es neben einer gesunden Ernährung wichtig, Muskeln aufzubauen, um schlank und gut proportioniert zu bleiben oder zu werden. Denn Muskeln steigern von vornherein dauerhaft den *Grundumsatz*, sodass sogar im Schlaf mehr Fett verbrannt wird. Im Gegensatz zu Fett sind Muskeln sehr stoffwechselaktiv. Sie sind die effektivsten Fettverbrenner. Und dabei modellieren sie die Körperformen: sie straffen schwabbelige Zonen und festigen das Gewebe.

Um Fett zu verbrennen und keine unnötigen Depots entstehen zu lassen, sollten Sie darauf achten, dass Sie nicht mehr Kalorien zu sich nehmen, als Sie verbrauchen. Hier gilt es also auf die Ernährung zu achten.

Rücken- und Bauchmuskeln werden im Idealfall immer zusammen trainiert, da sie statisch miteinander verbunden sind. Ist eine Seite zu schwach oder zu stark, kommt es zu Haltungsproblemen, die nicht schön aussehen.

Ausdauersport oder einfach Übungen, die den Stoffwechsel optimieren, sind neben Muskel aufbauenden sowie die Figur formenden Übungen am wirkungsvollsten.

Bereits ab 25 Jahren beginnt der Körper bei Inaktivität, Muskeln abzubauen. Durchschnittlich verliert der Mensch alle zehn Jahre etwa drei Kilogramm Muskelmasse. Damit sinkt schleichend der Grundumsatz, und mit dem Sinken der Muskelmasse steigt gleichzeitig der Körperfettanteil. Deshalb sollten Sie Ihre aktive Muskelmasse durch ausreichend Bewegung und Muskeln kräftigende Übungen erhalten und vermehren. Muskeln sind wie Motoren: je mehr Muskelmasse, desto höher ist der Sprit- bzw. Kalorienverbrauch. Wenn Sie dann noch auf Ihre Ernährung, vor allem den Insulinspiegel, achten, geraten Sie nicht in die tückische Fettspirale. Neben dem Aufbau von Muskelmasse ist der Insulinspiegel ein entscheidender Faktor für die Gewichtskontrolle. In diesem Buch finden Sie dazu wichtige Informationen und jede Menge Übungen für Bauch, Rücken und Haltung.

Wie neuere Forschungen ergaben, liegt die Ursache für Rückenschmerzen in der allermeisten Fällen in einer untrainierten bzw. nur schwach ausgebildeten Bauchmuskulatur. Dadurch wird die Wirbelsäule von vorn nicht stabilisiert.

Bauch- und Rückenmuskeln: das stützende Muskelkorsett

Die Bauch- und Rückenmuskeln müssen immer zusammen betrachtet werden, da sie in der Kombination ein stützendes Muskelkorsett für den Rücken bzw. die Wirbelsäule bilden und uns zu einer guten und attraktiven Körperhaltung verhelfen. Gut trainierte Bauchmuskeln wirken ästhetisch und lassen eine schlaffe Bauchhaut gar nicht erst entstehen. Starke Rücken- und Bauchmuskeln geben uns eine harmonische, gut ausbalancierte Körperhaltung.

Daher ist es nicht sinnvoll, eine dieser Muskelgruppen allein zu trainieren. Nur zusammen bewirken Bauch- und Rückenmuskeln eine dynamische Verspannung des Rumpfes und ein starkes Muskelkorsett, das nicht nur die Haltung straff und ansprechend aussehen lässt, sondern auch gegen Verspannungen und Schmerzen vorbeugt. Idealerweise sollten sie in einem ausgewogenen Kräfteverhältnis stehen, um die Wirbelsäule in ihrer Mitte auszubalancieren und zu stabilisieren.

Forscher haben herausgefunden, dass 90 % aller Rückenschmerzpatienten eine zu schwach ausgebildete Bauchmuskulatur aufweisen und darum die Wirbelsäule nicht von vorn stabilisieren können. Dadurch versuchen die unteren Rückenmuskeln, dieses Manko auszugleichen, und verkürzen dabei, wodurch die Lendenwirbel noch weiter in eine Fehlposition gezogen werden und ein Hohlkreuz ausprägen. Die oberen Rückenmuskeln dagegen sind meistens zu schwach.

Ein ausgeglichenes Kräfteverhältnis zwischen diesen Muskeln ist daher äußerst wichtig. Im Übrigen gibt es nichts Ansprechenderes als eine ausgewogene, formvollendete Haltung mit einem straffen Bauch und einem aufrechten Rücken.

Schwache Muskeln dagegen reagieren bereits auf die geringsten Belastungen mit schmerzhaften Verspannungen. Ein gesunder Rücken ist auf kräftige Muskeln angewiesen.

Muskeln, die abschwächen und ihre Leistungsfähigkeit verlieren, büßen auch ihre Form ein. Straffes Muskelgewebe wird nach und nach durch Fettgewebe ersetzt. Deshalb ist vor allem regelmäßiges Training angeraten.

Bauch- und Rückenmuskeln gehören zu den Haltemuskeln, die die Wirbelsäule stabilisieren. Je kräftiger diese Muskeln sind, um so geringer sind die Belastungen für Knochen, Sehnen, Bänder, Bandscheiben und die kleinen Wirbelgelenke. Auch Atemübungen und den Stoffwechsel anregende Übungen gehören dazu. Eine optimale Kombination dieser Übungen finden Sie auf den Seiten → 38 ff.

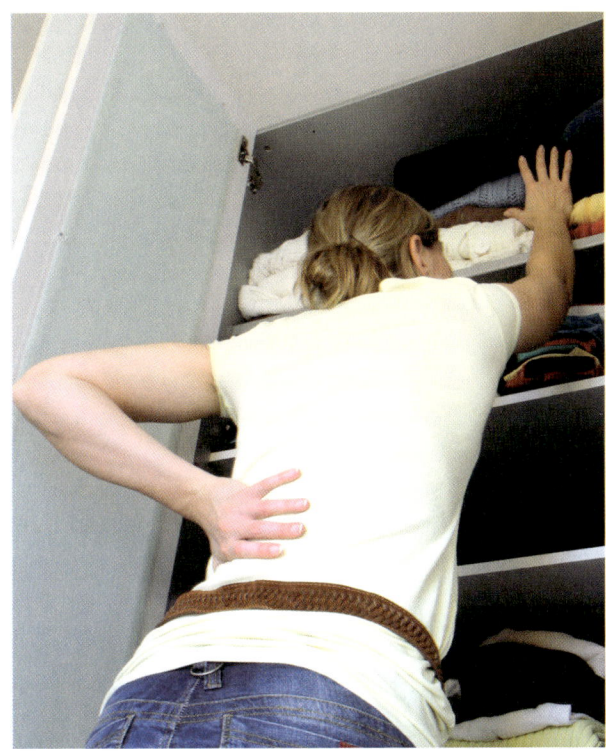

In Deutschland hatten etwa 80 % aller Erwachsenen im Laufe ihres Lebens schon einmal Probleme mit ihrem Rücken.

Im Alltag ist der Rücken hohen Belastungen ausgesetzt. Er leidet unter stundenlangem Sitzen, Stehen oder Fehlbelastungen durch monotones Arbeiten in immer gleichen Stellungen. Dadurch schwächen Muskeln ab oder verkürzen sich. Auch Bandscheiben und Gelenke werden dadurch falsch belastet, und auf Nerven wird Druck ausgeübt.

Von Natur aus ist der Mensch auf Bewegung angelegt. Ein Neandertaler soll laut Forschung täglich zwischen

30 und 35 km gelaufen sein. Gelenke, Körperteile und Muskeln, die nicht bewegt werden, *rosten ein*, werden nur noch ungenügend mit Sauerstoff und Nährstoffen versorgt und büßen damit ihre Gesundheit ein. Schlaffe oder verspannte Bauch- und Rückenmuskeln haben Haltungsfehler, Schmerzen und eine unästhetische Körperhaltung zur Folge. Deshalb sollten Sie sich so oft wie möglich bewegen! Nehmen Sie die Treppe statt den Aufzug! Schwimmen Sie oder fahren Sie regelmäßig Fahrrad. Und verwöhnen Sie Ihre Wirbelsäule mit kräftigenden Übungen! Ihr Rücken

wird es Ihnen mit Schmerzfreiheit danken.

Durch diese Übungen kommen Sie aus einer Schon- oder Opferhaltung heraus und nehmen automatisch eine eher königliche Haltung ein, die Ihre Ausstrahlung untermauert und die Körpersilhouette strafft. Die Übungseinheiten unterstützend finden Sie viele nützliche Tipps und Empfehlungen für eine gesunde Ernährung, die Ihnen hilft, Bauchfett abzubauen. Dabei lernen Sie den Umgang mit Lebensmitteln, die den Insulinspiegel anheben und die die Fettverbrennung anregen.

> Muskeln, die nicht bewegt werden, rosten ein, werden nur ungenügend mit Sauerstoff versorgt und verkümmern. Entscheidend ist daher, sich so oft wie möglich zu bewegen. Nehmen Sie daher lieber die Treppe statt den Aufzug. Gehen Sie regelmäßig zum Schwimmen oder fahren Sie regelmäßig Fahrrad.

Problemzone Bauch

Der Bauch gehört zu den sogenannten Problemzonen, an denen sich gern Pölsterchen, Fettreserven und überschüssige Kilos ansammeln. Das hängt mit unserer Evolution zusammen. Wie schon erwähnt, benötigten die Menschen in der Urzeit Fettreserven für Notzeiten, die sich vor allem im Bauchgewebe ansammelten. Um das Bauchfett zu verbrennen, muss die Fettverbrennung angeregt werden. Hierzu eignen sich besonders Ausdauersportarten wie Radfahren, Nordic Walking oder Skilanglauf, aber auch Mini-Trampolin, Tanzen (auch allein und in der Wohnung), Seilspringen oder Übungen

mit einem Gleichgewichtsutensil, wie z. B. Hüpfen auf dem Pezziball. Fett verbrennen allein reicht aber nicht aus. Das Gewebe und die Haut müssen gestrafft werden. Hier helfen nur spezielle Übungen, die auf diese Körperpartien abgestimmt sind.

Bauchfett, Energiespeicher, Hormonproduktion

Neueste Forschungen ergaben, dass ein erhöhter Umfang der Taille, egal ob bei übergewichtigen oder normalgewichtigen Personen, ein erhöhtes Gesundheitsrisiko darstellt. Dies besagt auch, dass nicht das Verhältnis von Körpergröße und

Körperfett über Krankheitsrisiken entscheidet, sondern die Verteilung des Fetts. Darüber gibt der sogenannte Body-Mass-Index (BMI) keinen Aufschluss. Auch ist Fett nicht gleich Fett. Wissenschaftler unterscheiden zwischen *gutem* Fett und *bösem* Fett. Fett an Oberschenkeln, Hüften und Gesäß gilt als *gutes* Fett, das nicht das Risiko für Herz- und Kreislauferkrankungen oder Schlaganfall erhöht. Sie stellten fest, dass das *böse* Fett am Bauch schädliche Fettsäuren und andere Eiweißstoffe in den Körper abgibt, was sogar Entzündungen hervorrufen kann. Gesundheitsgefährdend sei vor allem das innere Bauchfett, das die Organe umschließt. Ein Zuviel davon behindere die Organe am exakten Funktionieren und beeinflusse zudem das Hormonsystem. Das Bauchfettgewebe ist ein Energiespeicher für schlechte Zeiten, aber auch eine Produktionsstätte für Hormone, die sowohl den Blutzucker, den Blutdruck sowie die Nahrungsaufnahme negativ beeinflussen können. Auch Arteriosklerose und Entzündungsprozesse an den Blutgefäßen werden durch diese Hormone hervorgerufen, und es kann dadurch zu einer Insulin-Überflutung, Insulinresistenz und schließlich zur Entwicklung eines Diabetes kommen. Dieses Problem lässt sich verhindern, wenn das Bauchfett nicht überhandnimmt.

Gefährlicher ist beim Bauchfett übrigens der sogenannte *Apfeltyp*. *Professor Andreas Fritsche* von der Uniklinik Tübingen stellte anhand von Forschungen fest: »Während das Fett beim Birnentyp vor allem unter der Haut sitzt, sammelt es sich beim Apfeltypen im Bauch. Hier sitzt es sogar an Organen, die normalerweise kein Fett enthalten, zum Beispiel an der Leber.«

Bauchfett hemmt beispielsweise die Hormone Leptin und Adiponectin, das *Stimmungshormon* Serotonin im Gehirn und führt zu einem Mangel von Testosteron. Sind die Fettzellen voll, wird wenig von diesen Hormonen gebildet; sind sie leer, wird die Produktion gesteigert. Leptin und Adiponectin regulieren das Hungergefühl und die Nahrungsaufnahme. Adiponectin sorgt für einen verbesserten Stoffwechsel, hält den Fett- und Blutzuckerstoffwechsel, den Appetit und das Sättigungsgefühl unter Kontrolle. Mit zunehmendem Bauchfett nimmt seine Produktion ab, und es lagert sich vermehrt Fett in der Leber und der Muskulatur ein.

Östrogen

Dieses Hormon wird vor allem in den Eierstöcken gebildet, aber auch im Bauchfettgewebe. In den Wechseljahren, wenn die Produktion der Eierstöcke abnimmt, versucht der weibliche Körper den Östrogen-

Adiponektin wird in den Fettzellen gebildet. Es reguliert zusammen mit anderen Fettgewebshormonen unser Hungergefühl und die Nahrungsaufnahme. Zudem korrigiert und reguliert das Hormon die Wirkung des Insulins in den Fettzellen.

Östrogene sind die wichtigsten weiblichen Sexualhormone. Sie werden vorwiegend in den Eierstöcken, in Follikeln, aber auch in der Nebennierenrinde gebildet. Auch Männer produzieren eine kleine Menge Östrogen.

mangel durch erhöhte Bauchfettproduktion zu kompensieren. Außerdem schmälert der allgemeine Östrogenverlust die Wirkung von Insulin, wodurch Bauchfett leichter aufgebaut wird. Wenn die Insulinsignale schwächer wahrgenommen und die Fettzellen dadurch für dieses Hormon unempfindlicher werden, produziert der Körper immer mehr Insulin. Bauchfett wird also leichter aufgebaut.

Bei Männern sinkt mit den Jahren der Testosteronspiegel. Dadurch wird Bauchfett weniger leicht abgebaut, und es fällt schwerer, Muskeln anzutrainieren.

Nahrungs-aufnahme

↓

Dünndarm

↓

Leber ← **Blut-zucker** → **Muskulatur**

↓

Fettgewebe

Insulin

Insulin, eine Eiweißverbindung, ist ein Hormon der Bauchspeicheldrüse, das für die Blutzuckersteuerung verantwortlich ist. Es ist ein lebenswichtiges Hormon, ohne das die Körperzellen verhungern würden, weil sie keine Kohlenhydrate aufnehmen könnten.

Verdauung

Im Dünndarm werden die Nahrungsbestandteile (Fette, Eiweiß, Kohlenhydrate), die in Mund und Magen schon vorverdaut wurden, durch spezielle Enzyme in ihre kleinsten Bestandteile zerlegt. Kohlenhydrate werden zu Glukose, Eiweiß in Aminosäuren und Fette in Fettsäuren umgewandelt, damit sie die Darmwand durchdringen können.

Türöffner zu den Zellen

Insulin wird auch als Polizist der Körperzellen bezeichnet. Seine typischen Wirkungen entfaltet es in der Leber, im Muskel- und im Fettgewebe bzw. den Fettzellen. Dort wirkt es wie ein Schlüssel (→ Abb. siehe links) und schließt die Leber-, Muskel- sowie Fettzellen (!) für den Zucker auf. Somit ist Insulin der nötige *Türöffner* für Glukose, damit dieser einfach gebaute Energielieferant aus der Blutbahn ins Innere der Zellen gelangen kann. Diese Zellen weisen an ihrer Zellmembran (= Haut der Zellen) sogenannte Insulin-Rezeptoren auf. Hier kann das Insulin andocken und dafür sorgen, dass Glukose (Zucker), aber auch Aminosäuren (Eiweiß) und Fettsäuren (Fett) in die Zelle gelangen können. In den Zellen werden die Nahrungsbestandteile entweder für die Energiegewinnung verbrannt oder als Bausteine (Neuaufbau bzw. Reparatur von Zellen) verwendet. Wenn die Zelle genügend Nährstoffe aufgenommen hat, ziehen sich die Insulin-Rezeptoren zurück (Insulinresistenz).

Hohe Insulinausschüttung

Die Zellen machen sozusagen *dicht* und schützen sich so vor einer Überzuckerung und können keine Nährstoffe mehr aufnehmen. Wenn aber immer noch Nährstoffe vorhanden sind, kreisen diese immer noch im Blut, und es kommt vor der Zelle zu einem Rückstau im Blut. Der Körper reagiert darauf mit einer noch höheren Insulin-Ausschüttung, um die Nährstoffe in die Zelle zu drücken.

Die Nährstoffe, die die Zellwand nun nicht mehr passieren können, werden ins Fettgewebe *entsorgt* und dort als längerfristiger Vorrat gespeichert. So werden durch Insulin verstärkt Zucker, Eiweiß- und Fettreserven angelegt, der Abbau von Fett wird dagegen gehemmt.

Insulin hat die Aufgabe, den Zucker im Blut und in den Körperzellen zu regulieren. Dies geschieht in folgenden Schritten:

🌸 Förderung der Zuckeraufnahme in Muskel-, Fett- und Leberzellen: Glukose (Traubenzucker), der größte Energielieferant, wird aus dem Blut in die Muskelzellen (später Leber-, dann Fettzellen) eingeschleust. Zunächst wird der Zucker zur *Energiegewinnung* verbrannt.

🌸 Im zweiten Schritt werden die Glykogenspeicher aufgeladen. Es kommt zur Umwandlung von Zuckerüberschüssen in Glykogen, das dann in der Leber und in den Muskeln gespeichert wird. Hier befindet sich der kurzfristige Zucker- bzw. Energiespeicher, die schnell verfügbare Zucker-Notreserve für etwa fünf bis acht Stunden. In der Leber ist sie vor allem für die Aufrechterhaltung des Blutzuckerspiegels verantwortlich, in der Muskulatur für die Energiebereitstellung. Wenn diese leicht verfügbaren Vorräte verbraucht sind, können Fette (später Eiweiße) ihre Energie liefernde Funktion übernehmen. Das Gehirn ist übrigens der größte Zuckerabnehmer. Gehirn, Nervensystem, Rote Blutkörperchen und Nierenmark bilden Ausnahmen, da sie kein Insulin zur Aufnahme von Glukose benötigen. Gleichzeitig hemmt Insulin den Abbau von Glykogen.

Insulin und Glukagon aus der Bauchspeicheldrüse regulieren den Blutzucker. Blutzucker wird bei der Energiegewinnung verbrannt. Der größte Zuckerabnehmer ist das Gehirn. Gehirn, Nervensystem, rote Blutkörperchen und Nierenmark benötigen kein Insulin zur Aufnahme von Glukose. Insulin hemmt den Abbau von Glykogen.

🌸 **Förderung des Fettaufbaus**: Werden mehr Kohlenhydrate als nötig aufgenommen und sind die Glykogenspeicher in Leber und Muskulatur voll, kommt es zur Umwandlung von Glukoseüberschüssen zu Fettsäuren, die dann als Körperfett in den Fettzellen gespeichert werden. Wenn die Glykogenspeicher der Leber gefüllt sind, wird der restliche Zucker in Fett umgewandelt. Jetzt wird das Langzeit-Speichersystem aufgefüllt: der Fettspeicher. So entsteht Übergewicht.

🌸 **Bedauerlich**: Ein hoher Insulinspiegel hemmt obendrein den Fettabbau.

🌸 **Förderung des Eiweiß-Aufbaus** in den Zellen: Öffnung der Körperzellen für Aminosäuren (z. B. Muskelaufbau); Speicherung von Aminosäuren im Muskel (durch hohe Insulinwerte werden verstärkt Zucker-, Fett- und Eiweißreserven angelegt).

🌸 An das Gehirn werden Sättigungssignale gesandt.

🌸 Bei niedrigem Insulinspiegel greift der Körper auf die Reserven zurück (zuerst Glykogen, dann Speicherfett). Die Leber gibt Zucker an das Blut ab und kann dadurch ein zu starkes Absenken des Blutzuckerspiegels verhindern. Bei einem niedrigen Insulinspiegel kann viel weniger Zucker in Depotfett umgewandelt werden. Auch Speicherfett, dessen Abbau durch Insulin gehemmt wird, wird jetzt abgebaut. Die Muskelfasern decken dann ihren Energiebedarf über den Fettstoffwechsel.

Wenn die Glykogenspeicher in Leber und Muskulatur voll sind, kommt es zur Umwandlung von Glukoseüberschüssen zu Fettsäuren, die als Körperfett in den Fettzellen gespeichert werden. Es entsteht Übergewicht.

> **TIPP**
> Bei einem hohen Insulinspiegel kann kein Speicherfett freigesetzt werden. Der Körper ist dann auf Vorratsspeicherung programmiert. Insulin bewirkt den Aufbau von Depotfett und hemmt gleichzeitig den Abbau. Dies gilt dann, wenn mehr Kalorien zugeführt als benötigt werden. Werden nur so viel Kalorien zu sich genommen, wie verbraucht werden, hat der Körper keine Möglichkeit, Fett anzulegen.

Kohlenhydrate

Kohlenhydrat ist eine andere Bezeichnung für Zucker. Kohlenhydrate sind die wichtigsten Energielieferanten für den Organismus und werden deshalb auch als *Muskelbenzin* bezeichnet. Aus ihnen kann am schnellsten Energie bereitgestellt werden. Fast alle menschlichen Zellen, die Gehirnzellen sowie die roten Blutkörperchen – sogar ausschließlich (sie können keine andere Energiequelle, wie z. B. Fett, nutzen, sind jedoch insulinunabhängig) – benötigen Glukose als Energiequelle. Wenn die zerlegten Kohlenhydrate

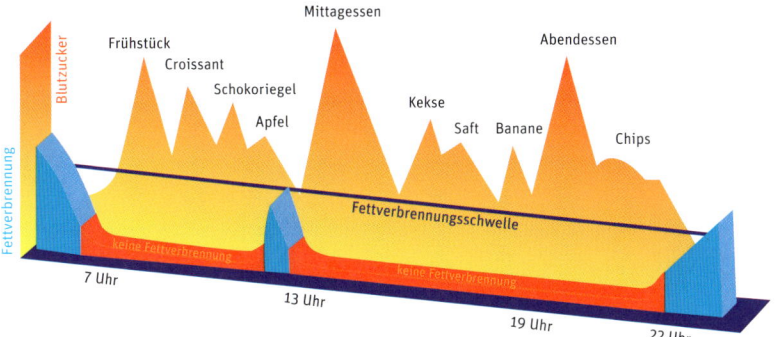

Wie diese Grafik zeigt, lässt sich die Fettverbrennung individuell beeinflussen.

(Glukose) ins Blut gelangen, steigt der Blutzuckerspiegel. Hier ist Einfach-, Zweifach- sowie Mehrfachzucker zu unterscheiden.

Bei Einfach- oder Zweifachzucker (z. B. Traubenzucker, Haushaltszucker, Limonade, Schokolade, Alkohol) steigt der Insulinspiegel sehr schnell, bei Vielfachzucker (z. B. Vollkornprodukte, Gemüse, Nudeln, Reis, Kartoffeln) nur langsam. Einfach- und Zweifachzucker wirken dabei wie Papier bei der Verbrennung, Vielfachzucker eher wie Kohle oder Öl. Vielleicht haben Sie schon einmal etwas vom *glykämischen Index* gehört. Zucker mit einem hohen glykämischen Index (z. B. Cola, Weißbrot, Weißmehlprodukte, Kuchen und Bier) lässt den Blutzuckerspiegel schnell ansteigen. Dadurch ist oft zu viel davon vorhanden. Da Zucker aber schnell verbrennt, kommt es schon kurze Zeit später zu einem Mangel an Zucker, was dann wieder Heißhunger auf schnell verfügbare Kohlenhydrate (Süßes) auslöst. Das Zuviel, das der Körper momentan nicht verbrennen kann, wird in den Fettdepots angelegt. Ein Überangebot von Glukose aus Kohlenhydraten wird in Fett umgewandelt und gespeichert. Deshalb wird Insulin auch als *Dickmacherhormon* bezeichnet. Ein hoher Insulinspiegel macht dick, weil Insulin nicht nur den Fettaufbau steigert, sondern auch den Fettabbau hemmt (allerdings nur, wenn mehr Kalorien aufgenommen als verbraucht werden). Deshalb wird von Ernährungsexperten empfohlen, den Insulinspiegel im Normbereich und im Gleichgewicht zu halten. Dies gelingt am ehesten, wenn man den Verzehr von Nahrungsmittel reduziert, die aus Einfach- oder Zweifachzucker sowie aus Stärke bestehen.

Dagegen müssen Kohlenhydrate mit Vielfachzucker oder niedrigem glykämischen Index im Verdauungstrakt erst umgearbeitet werden. Sie gehen

Kohlenhydrat ist eine andere Bezeichnung für Zucker. Kohlenhydrate sind unsere wichtigsten Energielieferanten. Sie werden auch »Muskelbenzin« genannt. Einfache Kohlenhydrate sind Kartoffeln, Bananen, süße Früchte.

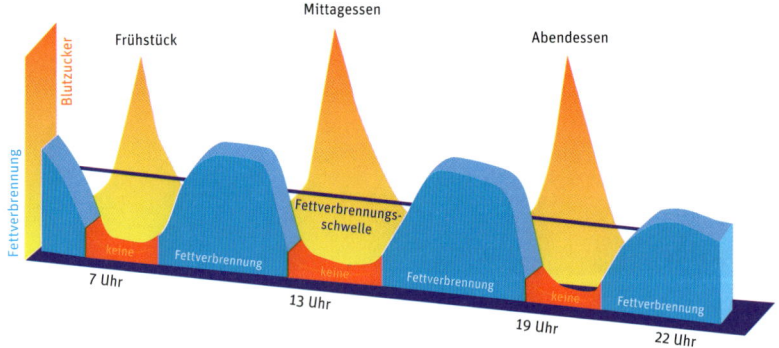

Ideal ist es, wenn man mit drei Mahlzeiten am Tag auskommt.

daher nur langsam ins Blut über und bewirken eine lang anhaltende Sättigung. Dabei werden Körper und Gehirn gleichmäßig mit Energie versorgt, da der Blutzucker keine Spitzenwerte erreicht, nur langsam ansteigt und auch längere Zeit konstant bleibt. Dadurch wird weniger Insulin produziert, die Fettspeicherungsrate bleibt niedrig, und Heißhungerattacken bleiben aus.

Oft handelt es sich dabei um Nahrungsmittel, die naturbelassen und industriell nicht bearbeitet sind und über Ballaststoffe verfügen. Ballaststoffe sind chemisch gesehen auch Mehrfachzucker. Sie quellen im Darm auf, gehen langsam ins Blut über und sorgen zusätzlich für eine lang anhaltende Sättigung. Zu dieser Gruppe Lebensmittel gehören die meisten Obstsorten, Gemüse, Hülsenfrüchte, Getreideerzeugnisse und Nüsse.

Ideal ist es, wenn es nicht zu großen Schwankungen im Blutzuckerspiegel kommt und dieser sich auf gleichbleibendem Niveau halten kann. Positive Auswirkungen sind:

- Keine Heißhungerattacken
- Keine vergrößerten Fetteinlagerungen
- Die Fettverbrennung wird nicht blockiert.

Deshalb werden bei der sogenannten GlyxDiät drei Mahlzeiten am Tag empfohlen, möglichst ohne Zwischensnacks, da dann der Blutzuckerspiegel jedes Mal so weit sinken kann, dass gespeicherte Fette und Kohlenhydrate verbrennen können. Wenn Ihnen die Zeit bis zur nächsten Mahlzeit zu lang wird, sollten Sie zwischendurch Rohkost statt Süßes zu sich nehmen. Nach zuckerhaltigen Mahlzeiten steigt der Insulinspiegel stärker an als nach eiweiß- oder fetthaltigen Mahlzeiten. Ein Gramm Fett liefert dem Körper neun Kilokalorien, ein Gramm Kohlenhydrate und ein Gramm Eiweiß dagegen nur etwa vier Kilokalorien.

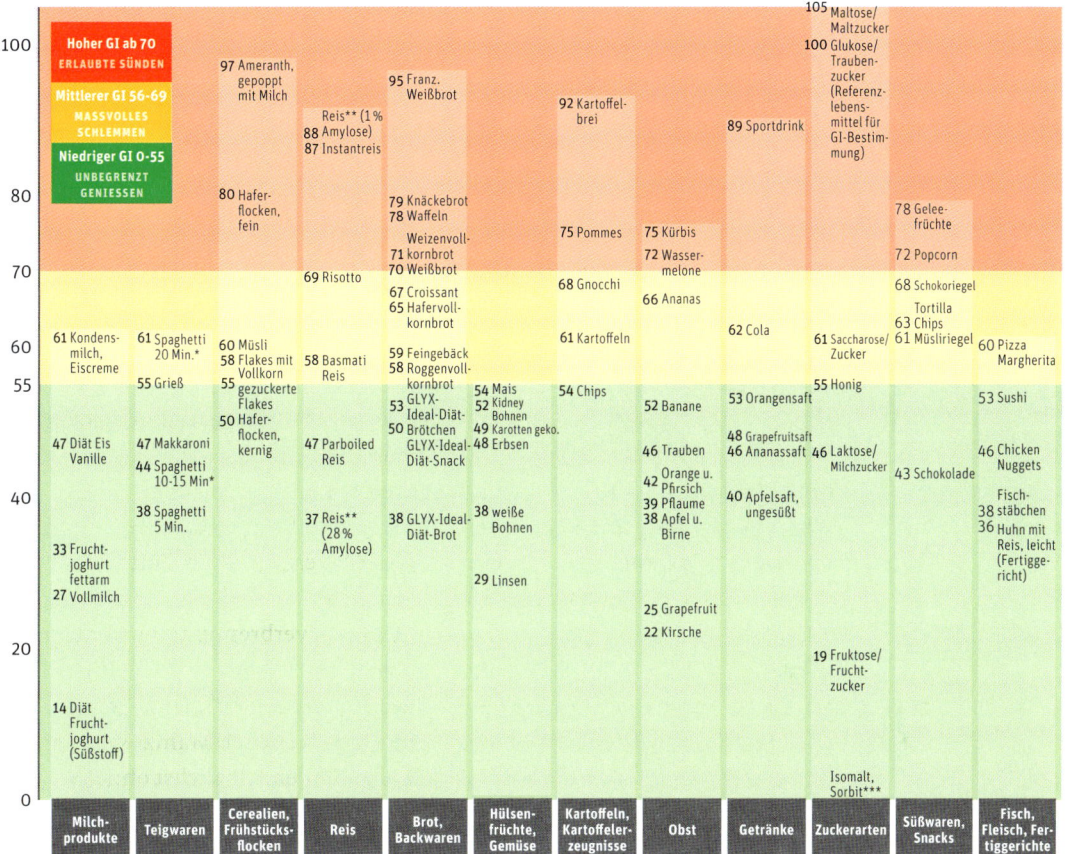

*) Min. = Kochzeit **) Der GI von Reis schwankt zwischen 37 und 88, je nach Sorte und Herkunft. ***) Getestet auf Basis der ausgetauschten Kohlenhydratmengen (KH einschließlich der Ballaststoffe.)
Quelle: Eigene Darstellung nach Werten von Brand-Miller et. at. The New Clucose Revolution 2003 und ergänzende Eigenanalysen

Einteilung der Lebensmittel nach dem glykämischen Index (GI)

Eine Ausnahme bildet der Fruchtzucker (Fruktose). Bisher waren Wissenschaftler der Auffassung, dass Fruchtzucker gesünder sei als Traubenzucker, da dieser vom Kaloriengehalt zwar dem Haushaltszucker gleich ist, jedoch vom Körper unabhängig vom Insulin (zumindest bis zu 50 Gramm) abgebaut und wie ein hochmolekulares Kohlenhydratmolekül verstoffwechselt wird. In der Zwischenzeit geriet diese These ins Wanken, weil man feststellte, dass zwar nicht das Insulin, wohl aber die Blutfettwerte bei Fruchtzucker stark ansteigen. Daher der Rat, den Vitamin- und Ballaststoffwechsel vermehrt mit Gemüse und nicht gänzlich mit Obst zu decken. Auf *Focus Online* empfahl der Ernährungsmediziner *Hans Hauner* im März 2010: »Als Orientierungswerte gelten etwa 400 Gramm Gemüse und 200 Gramm Obst pro Tag.«

Fruchtzucker wird insulinunabhängig in der Leber abgebaut und deshalb über den Tag verteilt den Blutzucker kaum anheben, aber wenn er nicht in Energie umgewandelt wird, wird er dort in Fett umgewandelt und steigert somit die Fettproduktion.

Insulinresistenz

Unser Körper bzw. die Bauchspeicheldrüse hat sich immer noch nicht an unsere vielen Kohlenhydratmahlzeiten sowie den großen Süßigkeitskonsum angepasst und reagiert darauf, als ob wir schon am nächsten Tag nichts mehr zu essen hätten, wie es eben beim *Urmenschen* oft der Fall war. Was die Überlebenschance des Urmenschen erhöhte, verursacht heute Probleme, ungewollte Speckringe und Krankheiten. Und unser eigener Fehler: Wir essen heute so viel, dass die Energiebereitstellung für einen Schwerstarbeiter reichen würde, sitzen aber oft stundenlang bewegungslos auf einem Stuhl oder liegen auf der Couch.

Durch eine ständige Fehl- und Überernährung kann es zu einer dauernden Insulinresistenz kommen. Das Überangebot an Nährstoffen hat einen Nährstoff-Dauerstau im Blut zur Folge. Die Insulinproduktion bleibt erhöht, weil der Körper so viele Nährstoffe wie möglich in die Zellen pressen will.

Der andauernde, oft über Monate und Jahre (manchmal Jahrzehnte) anhaltende Überschuss an Nährstoffen führt dazu, dass sich die Zellen vor den ständigen Insulinangriffen schützen, indem sie einfach Insulinrezeptoren an ihren Zellwänden abbauen. Die Körperzellen werden unempfindlich bzw. resistent gegen Insulin und ignorieren es einfach. Das eigene Hormon kann nicht mehr wirken. Zucker wird nur noch eingeschränkt verwertet. Er kann nicht mehr in die Zellen verfrachtet werden und bleibt in ungesunder Konzentration im Blut. Der Blutzuckerspiegel steigt. Die Insulin produzierenden Zellen der Bauchspeicheldrüse werden dabei manchmal bis zur Erschöpfung überlastet. Dann kann sehr leicht Diabetes entstehen. Forscher stellten bei Mäusen fest, dass es bei den Tieren zu Gefräßigkeit und Übergewicht kam, wenn ihre Insulinrezeptoren ausgeschaltet wurden.

Vorsicht: Zwischenmahlzeiten!

Insulin ist das Speicherhormon schlechthin. Es öffnet nicht nur die Tür zum Fettgewebe, um dort das Zuviel an Nährstoffen aus dem Blut unterzubringen, sondern behindert

Über- und Fehlernährung regen die Bauchspeicheldrüse dazu an, eine Unmenge an Insulin auszuschütten.

auch innerhalb der nächsten drei bis fünf Stunden die Ausgangstüren. Das Gemeine daran ist, dass sich die Schließzeit um weitere Stunden verlängert, wenn man vor Ablauf dieser drei bis fünf Stunden noch einmal isst. Andere Studien besagen, dass die Fettverbrennung in dieser Zeit zwar nicht gänzlich zum Erliegen kommt, aber stark vermindert ist. Insulin hält also die Fettspeicherung aufrecht und stimuliert dazu die Bildung von neuem Fett. So wird es mit Recht auch als *Masthormon* bezeichnet, das die Aktivität von Lipase reduziert, einem Fett spaltenden Enzym, das für den Abbau und Abtransport von gespeichertem Fett verantwortlich ist. Die Fettverbrennung ist selbst bei Hunger-Diäten bei einem erhöhten Insulinspiegel fast unmöglich. Dagegen erlaubt eine geringe Insulinmenge im Blut eine effektive Fettverbrennung. Darüber hinaus senkt es die Carnitinspiegel in der Leber, wodurch der Abbau von Fetten und der Transport von Fettsäuren verringert wird.

Um Bauchfett zu verlieren, ist es wichtig, die Kalorienzufuhr dem Kalorienverbrauch anzupassen. Eine Steigerung des Kalorienverbrauchs durch mehr Bewegung ist unerlässlich. Bewegung und Muskelaufbau ist neben der Ernährung die beste Möglichkeit, Fett nicht einzulagern, Fett zu verlieren und dem Körper eine ansprechende Struktur zu verleihen.

Bauchfett abbauen – Bauchmuskeln aufbauen

Bauchfett abbauen ist zum einen für die Organe und die Gesundheit sehr vorteilhaft, zum anderen bewirkt ein straffer, muskulöser Bauch eine besondere Ausstrahlung, ein gut proportioniertes, ansprechendes und gesundes Äußeres, eine wohlgeformte Körpersilhouette und stärkt zudem das eigene Selbstbewusstsein. Der effektivste Weg zu einem straffen Bauch und einer ansprechenden Figur sind regelmäßige Kräftigungsübungen, am besten in Kombination mit ein paar Ausdauerübungen wie z.B. »Marching auf der Stelle«, Radfahren in der Rückenlage oder Trampolinspringen auf dem Minitrampolin. Die Zeiten können Sie von Mal zu Mal steigern. Gleichzeitig stabilisieren die Bauchmuskeln die untere Wirbelsäule, kräftigen den Rücken und sorgen für eine gute Körperspannung bzw. -haltung.

Insulin kann den Blutzuckerspiegel senken. Insulin beschleunigt die Aufnahme von Glukose in den Zellen. Überschüssige Glukose wird in Glykogen umgewandelt. Dadurch kann Zucker als Wärme- und Energieversorgung gespeichert werden.

> **TIPP**
> Neben Ausdauersportarten sollte man auf gesunde, fettarme, ballaststoffreiche Ernährung mit ausreichender Flüssigkeitszufuhr achten und weniger Kalorien aufnehmen als der Körper verbrennt.

Bauchfett und Energieverbrauch

Zu viel Nahrung und zu wenig Bewegung bewirken immer ein Abspeichern der Energie in den körpereigenen Energiedepots im Unterhautfettgewebe, vor allem im Bauch. Hier werden die nicht gebrauchten Nährstoffe eingelagert und zwischengespeichert, um sie in Notzeiten leicht abrufen und abbauen zu können. Wenn das Speichervermögen für Glukose erschöpft ist, wird die übrige Glukose in Fett umgewandelt und in den Fettzellen eingelagert. Der Körper ist immer noch – wie in Urzeiten – darauf eingestellt, Fett zu horten. Die Fettzellen sind gierig und nimmersatt. Am besten ist es, wenn sich Energiezufuhr und Energieverbrauch die Waage halten. Die Fettzellen, die – ursprünglich stecknadelgroß –

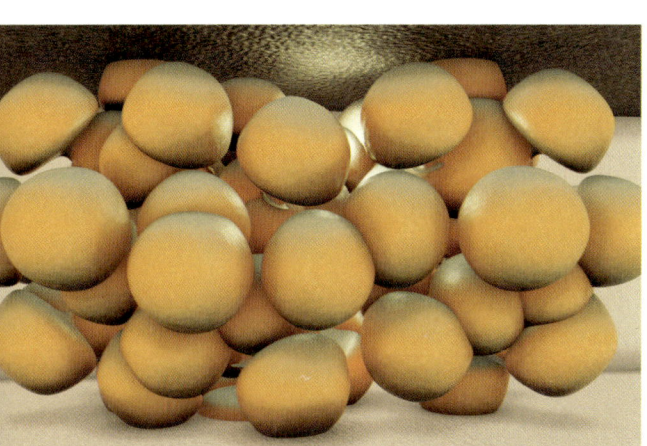

Jede Fettzelle zuviel führt auf Dauer zu Fettpölsterchen und schließlich zu Übergewicht.

bis zum 200-fachen ihres Volumens anschwellen können, schrumpfen, wenn das Depotfett aufgebraucht ist. Deshalb ist es zunächst wichtig, die Fettzellen durch maßvolle Ernährung und Bewegung schrumpfen zu lassen. Kräftigungsübungen sorgen dann für eine straffe Körperform, ein kräftiges Bindegewebe, eine straffe Haut und einen dauerhaft erhöhten Energieverbrauch. Denn Muskelmasse verbraucht immer wesentlich mehr Kalorien als Fett.

Diäten scheitern oft wegen des Jo-Jo-Effekts. Während einer Diät schaltet der Körper auf Sparflamme. Er versucht dann mit weniger Energie auszukommen und setzt die vorhandene Energie nur sparsam ein. Der Grundumsatz sinkt, weil der Körper durch die Diät gelernt hat, mit weniger auszukommen. Außerdem wird ein Enzym gebildet, das die Fetteinlagerung erleichtert. Zudem reagieren die Fettzellen jetzt viel empfindlicher auf das Insulin, das die Fettspeicherung fördert. Es kann also mehr Fett eingelagert werden. Nach einer Diät benötigt der Körper weniger Kalorien als vorher, weil er sich auf die Hungerzeit eingestellt hat. Der Grundumsatz bei einer durchschnittlichen Frau liegt bei 1500 Kilokalorien. Nach einigen Diäten kann er sich auf 800 Kilokalorien täglich absenken.

Fettgewebe und Muskelgewebe

Grundumsatz

Jeder Mensch verfügt über einen individuellen Grundumsatz. Dies ist die Energie, die bei völliger Ruhe (z. B.: im Schlaf) zum Erhalt wichtiger Lebensfunktionen, wie Atmung, Herzschlag oder Körpertemperatur, Stoffwechselvorgänge, Zellreparaturen oder für das Immunsystem verbraucht wird. Allein für den Erhalt einer konstanten Körpertemperatur werden 70–80 % der Nahrungsenergie verbraucht. Üppige Fettpolster wirken mit ihrem Isolierungseffekt auf den Grundumsatz senkend.

Menschen mit größerer Muskelmasse haben einen vermehrten Grundumsatz, denn Muskelgewebe ist stoffwechselaktiver als z.B. Fettgewebe oder Knochen. Es verbraucht mehr Energie, wenn auch weniger als z. B. das Hirngewebe. Die Muskeln arbeiten wie kleine Verbrennungsöfen. Jeglicher Muskelzuwachs verbraucht selbst in Ruhe – also beim Nichtstun – mehr Energie. Aus diesem Grund kam *Norbert Maassen* vom Institut für Sportmedizin der Universität Hannover zu dem Schluss: »Deshalb stimmt es, dass man seinen Energie-Umsatz steigern kann, indem man seine Muskelmasse vermehrt«, und weiter stellte er fest, ein Kilo Muskeln verbrauche »im Ruhezustand etwa 13 Kilokalorien täglich – verglichen mit etwa vier Kilokalorien Fett und 240 beim Hirn, jeweils bezogen auf ein Kilo Gewebe«. Außerdem wird die Haut über dem Muskel, der gekräftigt wird, gestrafft und die Körperform modelliert.

Eine Diät lässt den Grundumsatz sinken. Deshalb ist es sinnvoller, auf eine gesunde, an Kalorien angepasste Ernährung zu achten. Der Leistungsumsatz ist die Energiemenge, die man zusätzlich braucht, um eine bestimmte Leistung zu vollbringen. Sie geht über den Grundumsatz hinaus. Sie bezieht sich z.B. auf körperliche Arbeit bzw. jede Art körperlicher Aktivität.

Ab dem 30. Lebensjahr sinkt der Grundumsatz stetig. Auch der Stoffwechsel wird langsamer. Dies macht sich besonders ab den Wechseljahren bemerkbar.

Da hilft nur eins: Bewegung, Bewegung und wieder Bewegung, um den Leistungs- und Grundumsatz zu steigern. Die Übungsprogramme in diesem Buch heizen den Stoffwechsel zunächst an und sorgen dann durch Muskel aufbauende Übungen dafür, dass die Muskeln Fett verbrennen. Und mindestens genauso wichtig: Die Wirbelsäule wird durch die aufgebauten Muskeln stabilisiert.

> Muskeln arbeiten wie kleine Verbrennungsöfen. Jeder Muskelzuwachs verbraucht sogar beim Nichtstun mehr Energie. Wenn man seine Muskelmasse vermehrt, kommt es zu einer Steigerung des Energie-Umsatzes. Ein Kilo Muskeln verbraucht etwa 13 Kilokalorien täglich.

Ernährung

Fettburner und Stoffwechselanreger

Um das Gewebe straff zu halten und Fettröllchen zu Leibe zu rücken, ist eine gesunde Kombination von Bewegung, Übungen und Ernährung ganz entscheidend. Inzwischen sind eine Menge natürlicher Fettburner bekannt. Gemeint ist damit, dass bestimmte Lebensmittel bzw. ihre Inhaltsstoffe den Stoffwechsel ankurbeln. Dadurch wird die Fettverbrennung begünstigt und vorangetrieben.

Der Mediziner Michael Boschmann von der Charité in Berlin entdeckte, dass das Trinken von Wasser, das ja keine Kalorien besitzt, den Verbrauch von Kalorien aktiviert. Es ist also ein Stoffwechselaktivator.

Wasser

Am wichtigsten für die Fettverbrennung ist Wasser. Trinken Sie täglich zwei bis drei Liter Wasser, sodass die Stoffwechselschlacken ausgeschwemmt werden und die Stoffwechselaktivität erhöht wird.

Vitamin C

Vitamin C wird häufig als Anti-Aging, Schönheits- oder Schlankvitamin bezeichnet. Für die Fettverbrennung ist dieses Vitamin enorm wichtig. Es spaltet wie kein anderer Nährstoff Fett auf. Um Fett abzubauen, verprasst der Körper regelrecht Vitamin C. Es holt besonders viel Fett aus den Fettzellen. Jedoch kann der Körper es nicht als Vorrat anlegen. Ohne Vitamin C kann kein Carnitin und kein Noradrenalin produziert werden. Noradrenalin lässt nicht nur den Stresspegel sinken, sondern sorgt auch dafür, dass Fett

TIPP
Pressen Sie öfter eine Zitrone aus, und mischen Sie sie mit Wasser oder heißem Wasser (Tee). Models trinken diesen Mix z.B. schon seit Langem vor dem Zubettgehen. Dadurch wird die Fettschmelze über Nacht angeregt. Übrigens ist die Zitrone für den Säure-Basen-Haushalt im Körper – wie alle Früchte – basisch, was man zunächst nicht vermuten würde. Auch enthält sie Ballaststoffe, Mineralien (viel Kalium) und Spurenelemente wie Eisen, Zink und Kupfer.

aus den Fettzellen herausgelöst wird, um schnell in Energie umgewandelt zu werden (kurzfristige Energiebereitstellung). Somit kann der Organismus leichter auf gespeichertes Fett zurückgreifen. Dazu regt es die Kollagenproduktion an und hält die Haut elastisch. Außerdem steigert es die Aufmerksamkeit sowie Gedächtnis- und Konzentrationsleistungen. Beachten Sie, dass Vitamin C, das in fast allen Obst- und Gemüsesorten zu finden ist, auf Hitze, Licht und Sauerstoff sehr empfindlich reagiert.

Eiweiß L-Carnitin

Carnitin, auch L-Carnitin genannt, transportiert die Fettsäuren an den Ort ihrer Verbrennung, nämlich in die Mitochondrien, die kleinen Kraftwerke in den Zellen, wo sie für den Energiestoffwechsel unverzichtbar sind. So kann Fett vermehrt in Energie umgewandelt werden. Es führt die Fettmoleküle gewissermaßen der Verbrennung zu. »Carnitin holt die Fettsäuren schneller heran und wirft sie in den Ofen des Stoffwechsels«, wie ein Arzt sagte. Dadurch wird Fett abgebaut und weniger eingelagert. Ohne L-Carnitin könnte keine Fettverbrennung stattfinden. Außerdem fördert L-Carnitin den Eiweißeinbau in den Muskeln, wodurch nicht nur die Fettmasse schmilzt, sondern auch die Muskeln als kleine Fettverbren-

nungsmaschinen erhalten bleiben. Durch die größere Fettverbrennung verringert sich zudem das Hungergefühl. Carnitin entwickelt seine Wirkung vor allem in Kombination mit Bewegung. Es verbrennt dann viel Fett, wenn entsprechend Muskeln vorhanden sind.

Mineralstoff Kalzium

Kalzium wird nachgesagt, dass es den Organismus daran hindert, große Mengen Fett in den Fettzellen einzulagern. Es aktiviert Enzyme und Hormone, die am Fettstoffwechsel beteiligt sind und heizt die Fettverbrennung an. Achten Sie deshalb beim Kauf von Mineralwasser auf den Kalziumgehalt.

Mineralstoff Magnesium

Magnesium *frisst* das Fett und steigert die körperliche und geistige Leistungskraft. In Zeiten hoher Belastung wirkt es entspannend, da es die Erregungsweiterleitung der Nerven dämpft, die Stress hervorrufen, weshalb es auch als *Salz der inneren Ruhe* bezeichnet wird. Auch für die Entspannung der Muskeln ist es zuständig. Zu wenig Magnesium im Körper verursacht Krämpfe oder sogar Herzrhythmusstörungen. Magnesium ist auch ein wichtiger Ausgangsstoff für die Fettverbrennung. Nur mit genügend Magnesium kann die Fettverbrennung

Damit der Körper L-Carnitin selbst herstellen kann, muss ihm genügend Vitamin C zur Verfügung stehen.

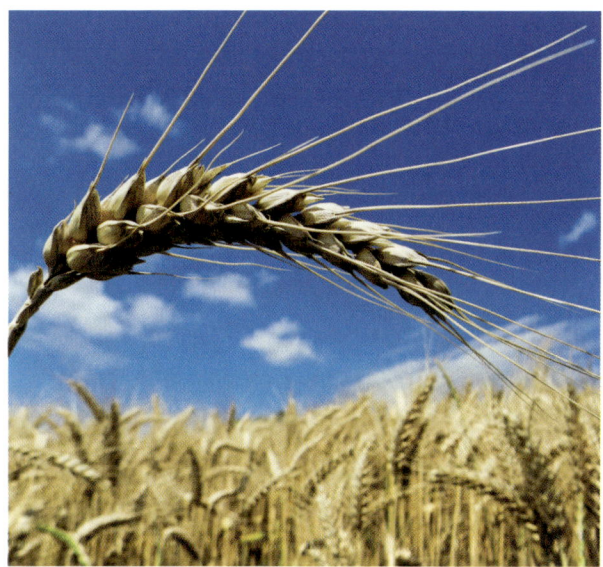

In Getreide sind die meisten Vitamine und Mineralstoffe, die für den Stoffwechsel sehr wichtig sind.

men werden. Außerdem sollte sich der Kaffeekonsum in Grenzen halten, und zu jeder Tasse Kaffee sollte ein Glas stilles Wasser getrunken werden.

Ananas, Königin der Früchte

Ananas nimmt als Fettburner einen Sonderstatus ein. Das in der Ananas enthaltene Bromelain programmiert den Stoffwechsel auf Fettverbrennung. Er stellt sozusagen den Funken dar, der die Kalorienverbrennung entfacht. Eine Scheibe Ananas vor dem Essen kann den Stoffwechsel ankurbeln und die Verdauung beschleunigen. Darüber hinaus entwässert und entgiftet die Ananas das Gewebe. Außerdem enthält sie zahlreiche Mineralien und Spurenelemente, wie z. B. Kalzium, Magnesium, Jod, Zink und Eisen. Ananas enthält zudem Serotonin.

Hülsenfrüchte

Die meisten Hülsenfrüchte haben einen besonders hohen Eiweißgehalt von über 20 %. Die Außenhüllen enthalten eine beachtliche Menge Ballaststoffe, weshalb sie gut sättigen und die Darmtätigkeit anregen. Deshalb sind sie ideal zum Sattessen und Schlankbleiben. Die nährstoffreichen kleinen Kraftpakete enthalten zudem wertvolle Mineralstoffe wie Kalium, Magnesium, Eisen und Zink.

auf Hochtouren laufen. Es aktiviert über 300 Enzyme, die für den Kohlenhydrat-, Fett- und Eiweißstoffwechsel zuständig sind. Ohne Magnesium würde unser Stoffwechsel nicht funktionieren. Magnesium kommt vor allem in Hülsenfrüchten und Vollkornprodukten vor. Es sitzt hauptsächlich in der Keimschale des Getreides.

Sie sind nicht nur billig, sondern sehr gesund und wahre Fettkiller: Linsen, Bohnen, Erbsen, Sojabohnen und sogar Erdnüsse (botanisch Hülsenfrüchte!) zählen dazu.

Koffein

Koffein kurbelt für ein paar Stunden den Stoffwechsel an. Es erhöht die Herztätigkeit, den Puls und den Blutdruck und somit den Energieumsatz. Es sollte dabei allerdings kein Zucker – auch kein Milchzucker – aufgenom-

Gesunde Fettkiller: scharfe Gewürze

Scharfe Gewürze sind nicht nur gesund, sie sind auch richtige Fettkiller, die den Körper in Schwung bringen, und zwar jedes Gewürz auf seine Art. Manche Ernährungsexperten empfehlen scharfe Gewürze, um Fett sozusagen in Flammen aufgehen zu lassen. Das brennende Gefühl, das im Körper nach einem scharfen Essen spürbar ist, ist ein Zeichen für die *Thermogenese*, also die vermehrte Wärmeproduktion. Durch die gesteigerte Temperatur laufen Stoffwechselreaktionen schneller ab. Die zusätzlich verbrauchte Energie holt sich der Körper aus dem Fettspeicher. So heißt es in einem Sportmagazin: »Ein mit Cayennepfeffer gewürztes Essen sorgt dafür, dass der Körper drei Stunden lang 25 Prozent mehr Energie verbrennt.« Die Schärfe dieser Gewürze reizt die Nervenenden, löst sozusagen ein Schmerzgefühl aus, das dann die Ausschüttung von Adrenalin bewirkt. Dadurch erweitern sich die Gefäße, die Haut wird besser durchblutet, und es entsteht ein Hitzegefühl. In heißen Ländern sind scharfe Gewürze besonders beliebt: Die Scharfstoffe wirken nämlich auch antibakteriell und schützen vor Infektionen.

Pfeffer, der Glücklichmacher

Pfeffer hilft nicht nur gegen Krämpfe und rheumatische Schmerzen, er bekämpft auch Hautunreinheiten und regt die Verdauung an. Seine ätherischen Öle wirken antioxidativ; sie halten die Organe länger jung, unterstützen die Leber bei der Entgiftung und regen die Verdauungssäfte an. Seine Schärfe – die wie ein zarter Schmerzreiz wirkt – kurbelt außerdem die körpereigene Produktion von Endorphinen an, was am Piperin liegt, dem Wirkstoff des Pfeffers.

Chili, feuriger Scharfmacher

Chili ist ebenso absoluter Fettverbrenner. Im Gegensatz zu Pfeffer, der die Fettzellen geschlossen hält, öffnet Chili die Fettzellen, sodass Fett leichter abgebaut werden kann. In *Bild der Wissenschaft* war zu le-

Pfeffer war ehemals nahezu unerschwinglich und wurde deswegen mit Gold aufgewogen. Die Leute vermuteten magische Kräfte in ihm.

TIPP

Beim Würzen sollte man beachten, dass man Pfefferkörner sowie die getrockneten Schoten des Chili zu Beginn ans Essen gibt, da sich ihre Würze erst beim Kochen richtig entfaltet. Dagegen werden flüchtige Gewürze wie Paprikapulver oder gemahlener Pfeffer erst kurz vor dem Essen an die Speisen gegeben.

sen: »Inhaltsstoff Capsaicin tötet Fettzellen im Reagenzglas.« Durch die Zugabe von Chili konnten die Vorläuferzellen abgehalten werden, »sich aus den noch schlanken Vorläuferzellen in die prall gefüllten Fettspeicher umzuwandeln, die den größten Teil des Fettgewebes ausmachen (...) Zusätzlich verminderte der Chili-Inhaltsstoff die Einlagerung von Fett in die Zellen und blockierte so die Umwandlung der Fettzellvorläufer in reife, fett gefüllte Fettzellen.« Die rote Chilischote gilt unter den Gewürzen als der Scharfmacher und Fettverbrenner Nummer eins. Haben Sie es auch schon einmal erlebt, dass Ihnen heiß wird und Ihnen manchmal sogar Schweißperlen auf der Stirn stehen, nachdem Sie Chili gegessen haben? Schuld ist der Scharfmacher Capsaicin, der auch den Speichel, Verdauungssäfte und die Darmtätigkeit anregt. Dieser Inhaltsstoff täuscht Nerven eine Verbrennung vor, wenn sie mit ihm in Verbindung kommen, worauf der Körper schmerzstillende Endorphine (man spricht vom *Chili-high*) ausschüttet. Sogar Kopfschmerzen können dadurch erträglicher werden, weil sich die Gefäße erweitern. Capsaicin ist auch in schmerzstillenden Rheumasalben und Wärmepflastern enthalten. Tabascosoße enthält übrigens Chilischoten mit Essig und Salz. Einige Tropfen an den Salat oder in die Suppe verfehlen ihre Wirkung nicht.

> Chilischoten gelten als Fettverbrenner Nummer eins. Der in der Chilischote enthaltene Scharfmacher Capsaicin regt die Speicheltätigkeit, die Verdauungssäfte und die Darmtätigkeit an. Er täuscht den Nerven eine Verbrennung vor, wenn sie mit ihm in Verbindung kommen, worauf der Körper schmerzstillende Endorphine ausschüttet.

TIPP

Halten Sie Chili-Pflänzchen auf der Fensterbank und besorgen Sie sich getrocknete kleine Chilischoten (die es abgepackt in Kaufhäusern, Apotheken und Reformhäusern gibt), und schlucken Sie einfach eine oder zwei unzerkaut mit einem Glas Wasser. Wissenschaftler betonen, dass Chili einen Schleimhautschutzfaktor besitzt; er wird deshalb bei Magengeschwüren empfohlen.

Außer Pfeffer und Chili wirken auch Ingwer, Curry, Paprika, Meerrettich und Senf auf den Stoffwechsel anregend und die Verdauung fördernd. Der Speichelfluss wird um das sieben- bis neunfache gesteigert, wodurch Mund und Zähne besser gereinigt werden. Die höhere Magensaftproduktion wirkt antibakteriell und gegen Magen-Darm-Infektionen.

Ingwer, der Stoffwechselbeschleuniger

Ingwer kurbelt dank seiner Scharf- und Bitterstoffe den Stoffwechsel an, unterstützt die Verdauung und regt die Produktion von Magensäure sowie Gallensaft an, sodass auch kleine Esssünden schneller und leichter verdaut werden und den Organismus nicht über Stunden hinweg belasten. Zudem werden dem

Körper beim Trinken von Ingwer-Tee oder bei einem mit Ingwer gewürzten (z. B. asiatischen) Essen wertvolle Vitamine und Mineralien zugefügt. Die Ingwerwurzel gibt es im Supermarkt zu kaufen. Man kann sie stückweise kaufen, in kleine Teile schneiden und mit Wasser überbrühen. Das ergibt einen gesunden, den Stoffwechsel anregenden Tee, den man warm oder kalt über den ganzen Tag verteilt trinken kann. Manche schwören auch auf Ingwer-Tee mit etwas Zitrone.

Zimt, das Anti-Fett-Gewürz

Zimt beinhaltet sekundäre Pflanzenstoffe, die in Laboruntersuchungen eine ähnliche Wirkung zeigen wie Insulin. Sie können den Blutzucker senken, indem sie die Aufnahme von Glukose in die Zellen verstärken, jedoch ohne die Fettspeicherung anzuregen (wie Insulin dies tut). Zimt sorgt dafür, dass weniger Fett im Körper eingelagert werden kann. In Untersuchungen sanken sogar die Blutfettwerte LDL-Cholesterin und Triglyceride. Außerdem konnte auch bei Zimt ein thermogener Effekt festgestellt werden. Mit Zimt kommt

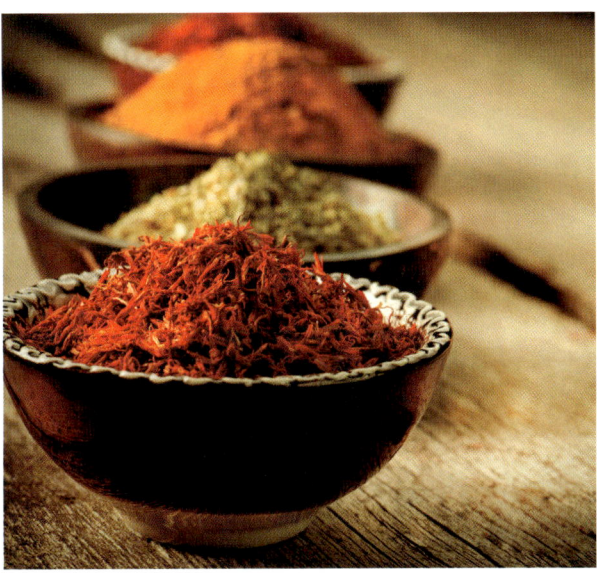

Zimt wird aus der inneren Rinde des Zimtbaums gewonnen. Der im Zimt enthaltene Gerbstoff Cinnamtannin senkt Blutzucker.

es zu einer verbesserten Fettverbrennung. In der Traditionellen Chinesischen Medizin ist Zimt schon seit Langem eines der am häufigsten verwendeten Gewürze, um Stoffwechsel und Verdauung anzuregen. Empfohlen wird etwa ein halber Teelöffel täglich. Mit einer Prise Zimt können nicht nur Süßspeisen verfeinert werden, sondern man kann ihn auch über Naturjoghurt, auf Obst, in schwarzen Kaffee oder Tee streuen.

TIPP

Ingwer ist gut für die Verdauung, er fördert die Durchblutung und regt den Stoffwechsel an. Für einen Ingwertee wird die Wurzel geschält und klein zerhackt. Dann überbrüht man etwa einen Esslöffel davon mit einem halben Liter heißem Wasser und lässt ihn zwischen zehn und fünfzehn Minuten ziehen.

Muskeln

Gute Bauch- und Rückenmuskeln beugen Rückenproblemen vor

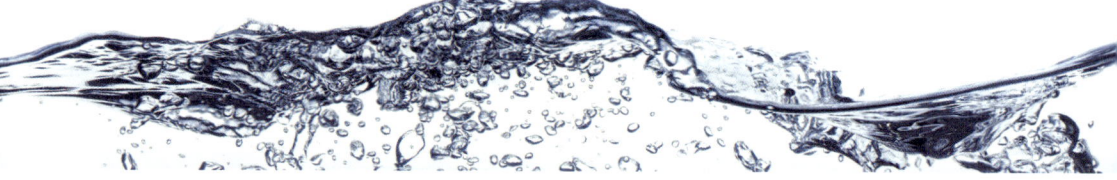

Kleines ABC der Bauch- und Rückenmuskulatur

Muskeln haben einen Anteil von etwa 40 % an unserem Körpergewicht. Ohne Muskeln könnten wir uns nicht bewegen. Für jede Bewegung, jede Haltung ist die Aktivität bestimmter Muskeln erforderlich. Man unterscheidet zwischen willkürlicher und unwillkürlicher Muskulatur.

Sie wollen ihre Körperformen straff und die Fettzellen im Zaum halten? Und Sie wollen etwas für Ihre Figur, einen gesunden Rücken und eine ausgewogene Körperhaltung tun? Im ersten Teil des Buches haben Sie schon sehr viel und das Wichtigste über eine gesunde Ernährung gelesen, ohne die es nicht möglich ist, den Fettpölsterchen zu Leibe zu rücken. Jetzt geht es um die Muskeln. Um Bauchfett zu verlieren und nicht stetig aufzubauen, können Sie durch Ausdauerübungen – dazu gehören Radfahren, lange Spaziergänge oder Schwimmen – sowie durch Muskel aufbauende Übungen das Gewebe kräftigen, die Haut straffen und den Kalorienverbrauch dauerhaft anheizen. An vorderster Stelle stehen Übungen für die Bauchmuskeln sowie die Rücken- und Gesäßmuskeln. Diese Muskelgruppen sind häufig Ursache bei Rückenschmerzen, wenn diese Muskeln zu schwach sind. Sind sie kräftig und trainiert,

bilden sie zusammen ein stabiles Muskelkorsett für die Wirbelsäule, bewirken eine aufrechte Haltung und einen gesunden Rücken. Wer den ganzen Tag am Schreibtisch sitzt, hat kaum eine Chance, diese Muskeln in einem guten Zustand zu halten. Daher ist es wichtig, dass Sie aktiv werden. Schon ein paar einfache Übungen zwischendurch helfen, den vernachlässigten Muskeln neue Kraft zu geben und dadurch die Bandscheiben und kleinen Wirbelgelenke zu entlasten.

Dazu ist es allerdings wichtig, einen kleinen Einblick in diese Muskeln zu bekommen.

Bauchmuskeln

Nur ein gutes Bauch- und Rückenmuskelkorsett bewahrt uns vor Rückenproblemen.

Die Bauchmuskeln benötigen regelmäßiges Training, denn wenn sie vernachlässigt werden, wird das Muskelgewebe nach und nach mit

Fett ersetzt, und es fehlt an Stabilität für die Wirbelsäule.

Vier verschiedene Bauchmuskeln formen den Bauch. Dies sind der gerade Bauchmuskel (rectus abdominis), der äußere und innere schräge Bauchmuskel (obliquus externus und internus abdominis) und der quere Bauchmuskel (abdominis transversus).

Gerader Bauchmuskel, rectus abdominis

Der gerade Bauchmuskel verläuft in zwei Bahnen vom unteren Rand des Brustbeins und der fünften bis siebten Rippe zum Schambein. In der Mitte ist er durch die sogenannte Linea alba getrennt. Bei schlanken und trainierten Menschen bildet er den sogenannten Waschbrettbauch.

Seine Funktion besteht im Heben des Rumpfes aus der Rückenlage oder dem Vorwärtsbeugen. Darüber hinaus kann er den vorderen Beckenrand anheben (Becken aufrichten) und sorgt dafür, dass das Hohlkreuz im gesunden Rahmen bleibt. Obwohl es sich nur um einen Muskel handelt, kann der obere und untere Bereich getrennt trainiert werden.

Äußerer schräger Bauchmuskel, obliquus externus abdominis

Der äußere schräge Bauchmuskel ist der größte der Bauchmuskeln, liegt am oberflächlichsten und zieht von

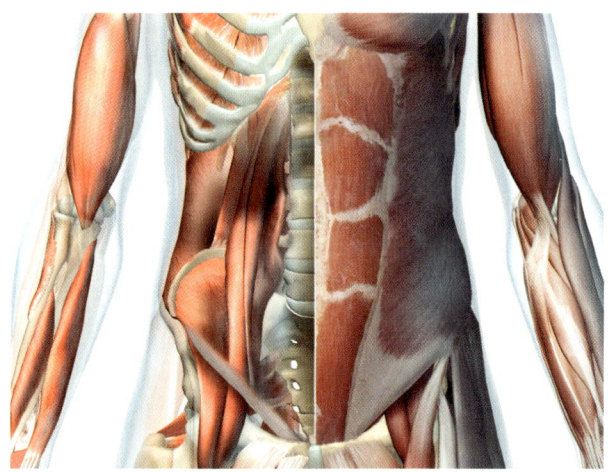

Wir haben vier verschiedene Bauchmuskeln, die alle den Bauch formen.

der Außenfläche der unteren Rippen bis zur großen Sehnenhülle (linea alba), die den geraden Bauchmuskel umgibt, zum Darmbein. Seine Muskelfasern verlaufen von hinten oben schräg nach vorne unten und bilden die Fortsetzung der äußeren Zwischenrippenmuskeln (Atemmuskeln).

Innerer schräger Bauchmuskel, obliquus internus abdominis

Der innere schräge Bauchmuskel verläuft fast rechtwinklig zum äußeren und liegt auf der Seite zwischen Darmbeinkamm und den unteren Rippen. Er wird vom äußeren schrägen Bauchmuskel vollständig überdeckt und ist deutlich kleiner. Die schrägen Bauchmuskeln unterstützen den geraden Bauchmuskel und

Die schrägen Bauchmuskeln sind für die Drehung sowie das Neigen des Rumpfes notwendig. Die äußeren schrägen Bauchmuskeln und die inneren schrägen Bauchmuskeln arbeiten bei diesen Bewegungen synchron zusammen.

sind darüber hinaus bei Drehbewegungen und beim Seitbeugen aktiv.

Der quere Bauchmuskel, *transversus abdominis*

Der quere Bauchmuskel bildet die tiefste Schicht der Bauchmuskeln. Seine Fasern ziehen von den Innenflächen der unteren Rippen, den Querfortsätzen der Lendenwirbel und dem Darmbeinkamm zur Sehnenhülle des geraden Bauchmuskels. Er formt gemeinsam mit den schrägen Bauchmuskeln die Taille und wirkt mit den anderen Bauchmuskeln an der Aufrichtung des Beckens mit. Er zieht den Bauchnabel nach innen und ist an der Ausatmung beteiligt.

Die Rückenmuskulatur besteht aus einem ganzen System verschiedener kleiner und größerer Muskeln bzw. Muskelgruppen. Sie haben die Aufgabe, unsere Wirbelsäule zu stabilisieren und ermöglichen uns, dass wir unseren Rücken bewegen können.

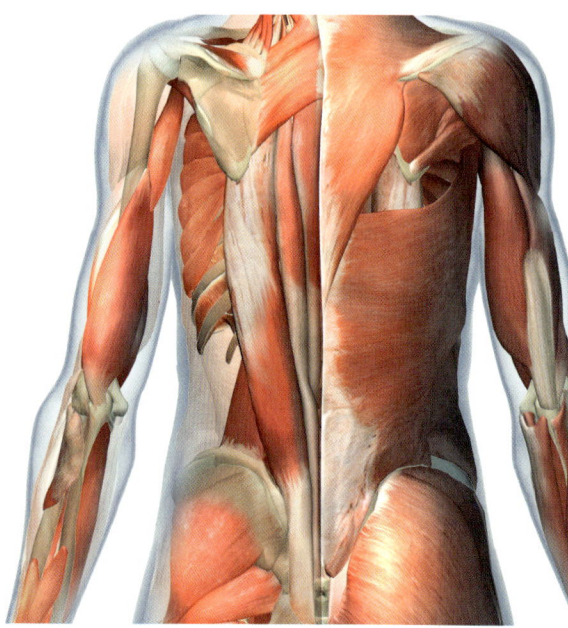

Rückenmuskeln

Schwache Rückenmuskeln sind ebenso wie schwache Bauchmuskeln ein häufiger Grund für Rückenschmerzen. Umgekehrt ist ihre gezielte Kräftigung der beste Schutz gegen Rückenbeschwerden und eine schlaffe oder eingesunkene Haltung.

Zu den wichtigsten Rückenmuskel zählen der lange Rückenstrecker, der große (breite) Rückenmuskel, der große und kleine Rautenmuskel und der Trapezmuskel.

Der lange Rückenmuskel, *erector spinae*

Der rechts und links neben der Wirbelsäule verlaufende Rückenstrecker stellt die tiefste Muskelschicht dar und besteht eigentlich aus vielen kleinen und großen Muskeln um die Wirbelsäule herum. Ganz innen verspannen kürzere Muskeln die Wirbel miteinander in alle Richtungen, während der äußere Trakt vom Becken bis zum Hinterhaupt reicht.

Der Rückenstrecker liegt auf der Wirbelsäule und stabilisiert diese insgesamt, also den Lenden-, Brust- und Halswirbelsäulenteil. Der Rumpfaufrichter ist auch für eine aufrechte Haltung sehr wichtig. Der lange Rückenmuskel ermöglicht Rumpfbewegungen nach vorn, nach hinten oder zur Seite.

Der große bzw. breite Rückenmuskel, *latissimus dorsi*

Er zieht sich rechts und links der Wirbelsäule in zwei kräftigen Muskelzügen quer über den Rücken und verläuft von Kreuz- und Darmbein über die Dornfortsätze der Lenden- sowie unteren Brustwirbel bis zu seinem Ansatz am vorderen Oberarmknochen. Er ist für das Rückführen des Armes auf den Rücken, das Heranziehen des Armes an den Körper zuständig – manche nennen ihn den Schürzenbindemuskel – und ist bei der Seitwärtsneigung des Rumpfes beteiligt. Er kann den erhobenen Arm herabziehen, ein Gewicht heranziehen oder bei Klimmzügen den Rumpf bei fixierten Armen nach oben ziehen.

Der große und der kleine Rautenmuskel, *rhomboideus major/minor*

Sie sind wichtige Schulterblattstabilisatoren, die in der Regel am wenigsten trainiert sind und deswegen besonders gekräftigt werden müssen. Die Rautenmuskeln ziehen von den Dornfortsätzen der oberen Brustwirbel- bzw. der unteren Halswirbel zu dem zur Körpermitte hin gelegenen Rand der Schulterblätter und bewegen und stabilisieren die Schulterblätter. Großer und kleiner Rautenmuskel liegen unter dem Trapezmuskel und bilden die zweite oberflächliche Muskelschicht.

Der Trapezmuskel, *trapezius*

Die oberflächliche Schicht wird von dem Kapuzen- bzw. Trapezmuskel gebildet, der aus drei Teilen besteht:

- Dem aufsteigenden Teil, der unterhalb des Schulterblattes liegt und die Schultern senkt

- Dem quer liegenden Teil zwischen Brustwirbelsäule und Schultergelenk, der die Schulterblätter zur Wirbelsäule zieht

- Dem absteigenden Teil, der oberhalb des Schulterblattes liegt, sich bis zum Hinterhaupt erstreckt und den Kopf drehen sowie die Schultern heben kann.

Während die ersten beiden Teile häufig abgeschwächt sind, ist der oberste Teil meistens zu schwach und verspannt. Alle Muskelteile zusammen sind am Drehen des Kopfes und der Wirbelsäule zur Gegenseite beteiligt. Bei beidseitiger Anspannung kommt es zur Streckung der Halswirbelsäule.

> **TIPP**
> Die Halswirbelsäule ist mit ihren dachziegelartig angeordneten Gelenkflächen der beweglichste Teil der gesamten Wirbelsäule. Sie lässt sich strecken, beugen, dehnen und seitlich neigen.

Die Rautenmuskeln ziehen von den Dornfortsätzen der oberen Brustwirbel bzw. der unteren Halswirbel zu den Schulterblättern. Sie haben die Aufgabe, die Schulterblätter zu bewegen und zu stabilisieren. Oft sind die Rautenmuskeln von allen Muskeln am wenigsten trainiert.

Muskeln, die zur Verkürzung neigen

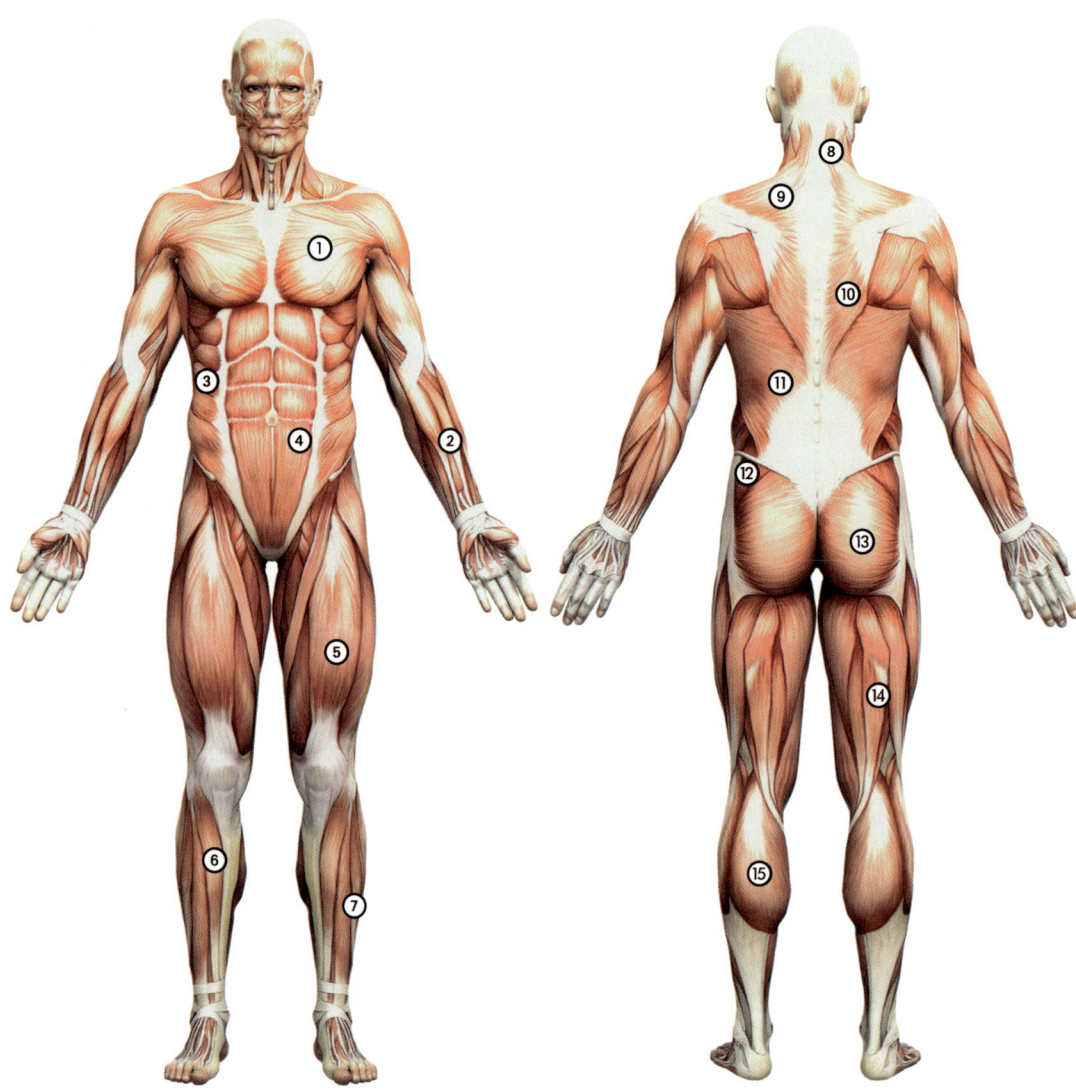

① Großer Brustmuskel
② Unterarmmuskulatur
③ Seitliche Bauchmuskulatur
④ Gerader Bauchmuskel
⑤ Oberschenkelmuskulatur

⑥ Schienbeinmuskulatur
⑦ Wadenbeinmuskulatur
⑧ Schulterblattheber
⑨ Obere Trapezmuskulatur
⑩ Untere Trapezmuskulatur

⑪ Rückenstreckmuskulatur
⑫ Mittlere Gesäßmuskulatur
⑬ Große Gesäßmuskulatur
⑭ Oberschenkelmuskulatur
⑮ Wadenmuskulatur

Die Körperhaltung

Eine aufrechte Körperhaltung sieht gut aus und ist für den Rücken gesund sowie entlastend. Dabei wird die Wirbelsäule von den hinteren und vorderen Rumpfmuskeln fein ausbalanciert.

Der Mensch muss sich ständig gegen die auf ihn einwirkende Schwerkraft aufrecht bzw. im labilen Gleichgewicht halten. Die Erdanziehungskraft zieht uns fortwährend zum Mittelpunkt der Erde. Vorgebeugtes Sitzen oder Stehen, langes Arbeiten vor dem Körper lässt Fehlhaltungen, aber auch gesundheitliche Probleme entstehen. Dies verursacht nicht nur Rücken- und Nackenschmerzen, sondern auch Kopfweh, Durchblutungsstörungen, Nerveneinklemmungen, Arthrose und vieles mehr. Deshalb ist eine aufrechte Körperhaltung ganz entscheidend. Stellen Sie sich im Alltag immer wieder eine gute, ausgewogene Haltung vor, und nehmen Sie sie ein. Egal, ob Sie in Ihrem Beruf sitzen, stehen oder sich dabei bewegen. Leider haben viele Menschen das Gespür für eine natürliche, ausbalancierte Haltung verlernt. Wir müssen sie uns erst wieder aneignen. Die Wirbelsäule wird von den Bauch- und Rückenmuskeln, zusammen mit den Gesäß- und Hüftmuskeln im Lot gehalten und stabilisiert. Neben den Gesäßmuskeln unterstützen auch die Beckenbodenmuskeln die Wirbelsäule von unten. Sind die Haltemuskeln abgeschwächt, kippt das Becken nach vorn und zieht die Lendenwirbelsäule mit. Es entsteht ein verstärktes Hohlkreuz, das – wie oben schon erwähnt – Auslöser für Rückenschmerzen ist. Es zieht immer eine Gegenbewegung in der Brustwirbelsäule mit, die sich mehr nach hinten rundet. Eine weitere Gegenbewegung führt im Halswirbelbereich für eine verstärkte Krümmung nach vorn.

Zur Abschwächung neigen dabei die Bauch-, Gesäß- sowie die Rücken- und Schulterblattmuskeln vor allem im mittleren Brustwirbelsäulenbereich. Diese müssen fast immer gekräftigt werden.

Für eine gute Haltung ist es zunächst wichtig, ein Gefühl für die Schulterblätter zu bekommen. Diese sollten in jeder Lage stabilisiert werden können. Meistens stehen sie etwas ab, und ihre zuständigen Muskeln sind abgeschwächt. Vor allem die Rautenmuskeln und der untere Teil des Trapezmuskels bewegen und stabilisieren die Schulterblätter.

Zur Verkürzung neigen Brust- und Rückenmuskeln im Lenden- und Halswirbelsäulenbereich, ferner die Hüftbeuger sowie Oberschenkel- und Wadenmuskeln.

Gegen verkürzte Muskeln ist vor allem Dehnung sehr wichtig.

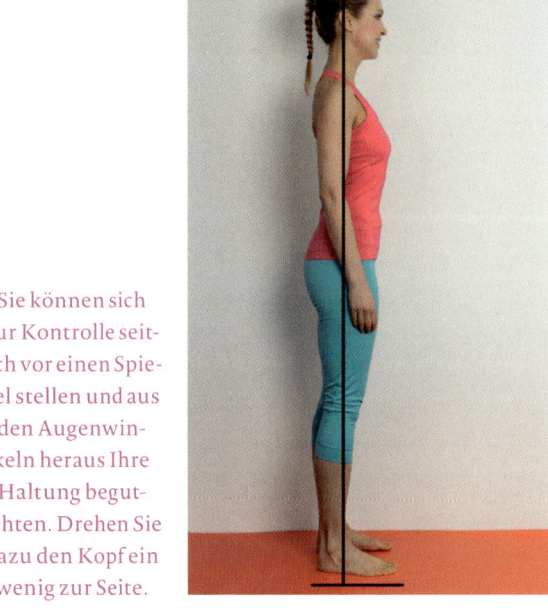 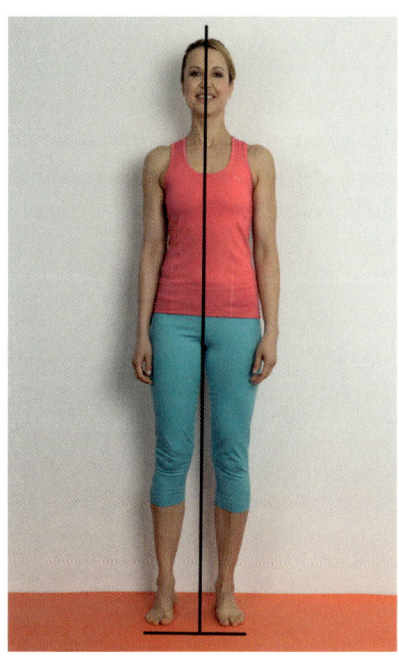

Sie können sich zur Kontrolle seitlich vor einen Spiegel stellen und aus den Augenwinkeln heraus Ihre Haltung begutachten. Drehen Sie dazu den Kopf ein wenig zur Seite.

Übung: Die gute ausbalancierte, königliche Haltung

Bei der sogenannten Mannequinhaltung handelt es sich um eine lotgerechte, ausbalancierte und für den Menschen gesunde Körperhaltung. Dabei stehen die Körperblöcke Becken, Brustkorb und Kopf übereinander, die wie Zahnräder miteinander verbunden sind. Dreht sich in der Bewegung z. B. das Becken nach vorn, wobei ein leichtes Hohlkreuz entsteht, hebt sich der Brustkorb automatisch an, und die Halswirbelsäule streckt sich. Der Kopf kann in dieser Position gut ausbalanciert werden. Anders ist es, wenn das Becken zu weit nach vorn oder zu weit nach hinten kippt, wodurch ein Hohlkreuz entsteht.

Von der Seite gesehen stehen die Kiefer-, Schulter-, Hüft- und Kniegelenke übereinander. Man könnte eine Lotlinie vom Ohrläppchen durch diese Gelenke bis zu den Füßen ziehen. Diese ausgewogene, gesunde Haltung wird auch Mannequinhaltung oder königliche Haltung genannt. Der Kopf wird dabei wie von einem unsichtbaren Faden am Hinterkopf nach oben gezogen. Weicht ein Teil von dieser Lotlinie ab, spricht man von einer Fehlhaltung.

Von vorn betrachtet verläuft das Lot von der Mitte des Kopfes bis zur Mitte des Steißbeins. Man kann sich vorstellen, dass es dabei den siebten Hals-, zwölften Brust- und fünften Lendenwirbel berührt. Gerät nur ein kleiner Körperteil aus dem Lot, verändern auch die benachbarten Wirbelsäulensegmente ihre Position. Legen Sie sich dann ein Buch auf den Kopf, und gehen Sie aufrecht durchs Zimmer. Stellen Sie sich vor, das Buch nach oben zur Decke zu schieben, und lächeln Sie sich dabei freundlich zu.

Die häufigste Ursache für muskuläre und funktionelle Rückenschmerzen sind Haltungsfehler als Folge untrainierter Bauch- und Rückenmuskeln.

Ein strahlendes Aussehen hat sehr viel mit der Körperhaltung und einer entspannten Kieferhaltung zu tun. Viele Leute beißen in Stresssituationen, z.B. bei Kummer, Sorgen oder Ärger, die Zähne zusammen. Die Kiefergelenke werden häufig nicht nur tagsüber, sondern auch noch nachts zusammengepresst. Immer mehr Menschen knirschen nachts mit den Zähnen. Deshalb mein Rat: Achten Sie auf eine aufrechte Haltung und auf entspannte, gelöste Kiefergelenke. Das vermittelt auf den ersten Blick einen wachen Gesichtsausdruck und ein ansprechendes Aussehen.

EINE GUTE HALTUNG AUFBAUEN

Stellen Sie sich aufrecht auf den Boden.

Die Füße stehen hüftbreit auseinander in einer *Fünf-vor-Zwölf-Position* (V-förmig). Sie sind beidseitig etwa in der Mitte gleichmäßig belastet. Sie funktionieren mit Ihrem Längs- und Quergewölbe wie Stoßdämpfer für das Gewicht des ganzen Körpers.

Die Kniegelenke befinden sich in einer Linie mit den Fußspitzen und sind nicht ganz durchgedrückt, sondern elastisch und federnd.

Wichtig: Das Becken befindet sich in Mittelstellung. Damit es nicht nach vorn kippt – starkes Hohlkreuz – sollten die Bauch- und Gesäßmuskeln etwas angespannt sein.

Die Schultern sind auf einer Linie mit dem Becken. Sie sind breit und weit. Die Arme hängen seitlich schwer herab.

Auch die Schultern befinden sich in der sogenannten Mittelstellung, hängen also nicht nach vorn und werden nicht übermäßig nach hinten gezogen.

Das Brustbein ist nach vorn und oben angehoben, als ob Sie dort eine Medaille stolz präsentieren wollten.

Der Kopf balanciert frei schwebend wie eine Blüte auf einem Stengel auf der Halswirbelsäule bzw. den Kopfgelenken. Der Blick ist geradeaus und nach vorn gerichtet.

Das Gesicht und die Kiefergelenke sind entspannt.

Eine ausgewogene, gerade und gesunde Haltung wird auch Manequinhaltung oder königliche Haltung genannt. Der Kopf wird dabei wie von einem unsichtbaren Faden am Hinterkopf nach oben gezogen.

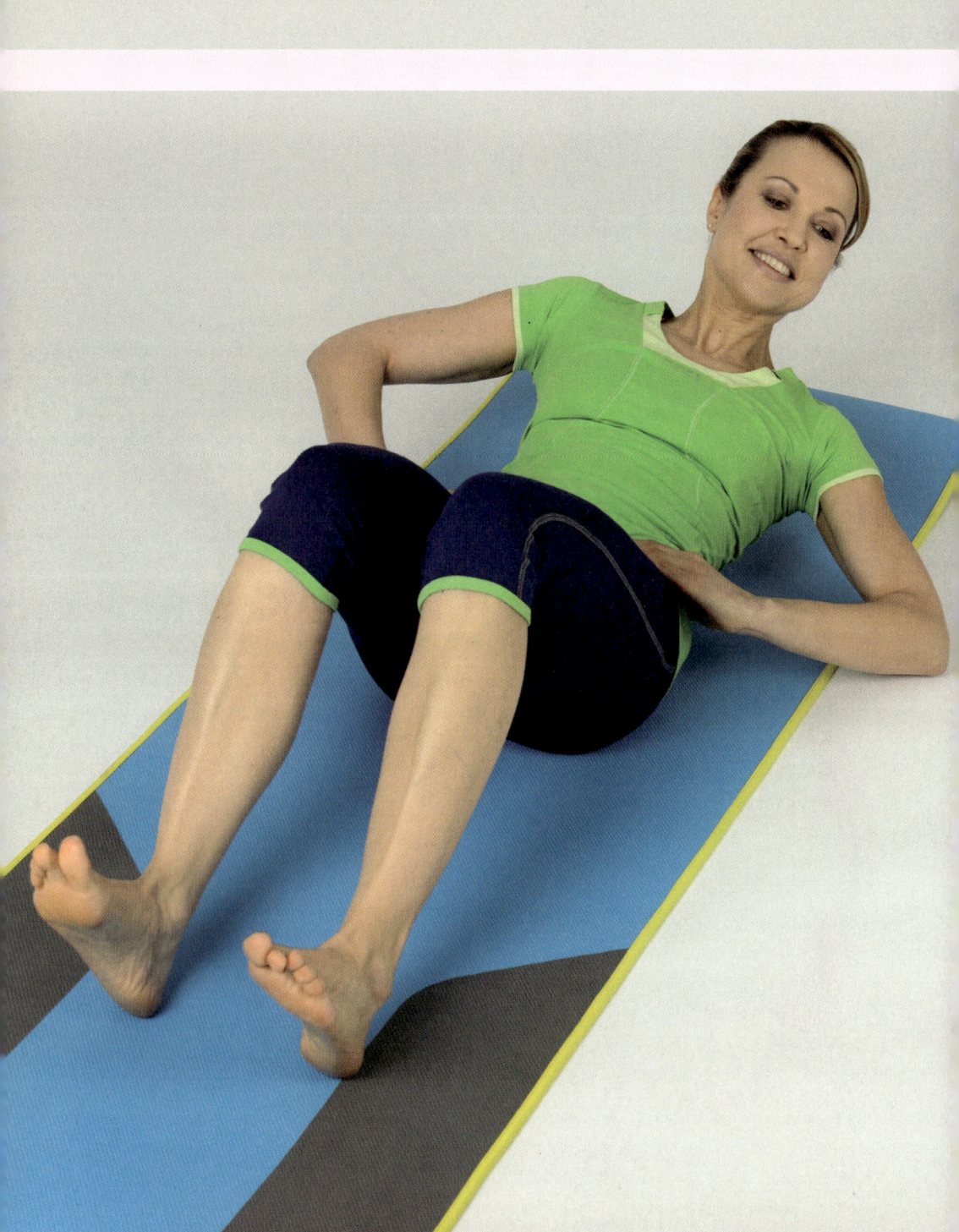

Das Übungsprogramm

So stimmen Sie sich auf die Übungen ein

Bevor Sie mit dem Übungsprogramm beginnen, sollten Sie sich mit einer oder mehreren warmmachenden Übungen auf die Muskel kräftigenden Übungen einstimmen. Dadurch werden nicht nur die Muskeln, die aktiviert werden sollen, besser mit Sauerstoff und Nährstoffen versorgt, auch Stoffwechsel und Kreislauf werden dabei angeregt. Diese Übungen eignen sich auch als Übungen zur Fettverbrennung, wenn man sie regelmäßig ausführt.

Wenn Sie bisher wenig Ausdauersport betrieben haben, beginnen Sie mit kurzen Übungszeiten, die Sie dann von Mal zu Mal steigern können. Sie können z. B. 30 Sekunden auf der Stelle zu walken und von Woche zu Woche die Zeit etwas erhöhen. Sie sollten sich aber immer wohl dabei fühlen und sich während der Übung unterhalten können. Auch Singen oder eine Musik beim Üben mitzuträllern ist sehr empfehlenswert.

Warm-ups

Zu den Warm-ups bzw. den Kreislauf anregenden Übungen wählen Sie am besten eine flotte Musik aus, ganz nach Ihrem Geschmack. Dann macht das Üben richtig Spaß.

Nehmen Sie sich nach Möglichkeit 5–10 Minuten Zeit für das Aufwärmen; gern auch länger.

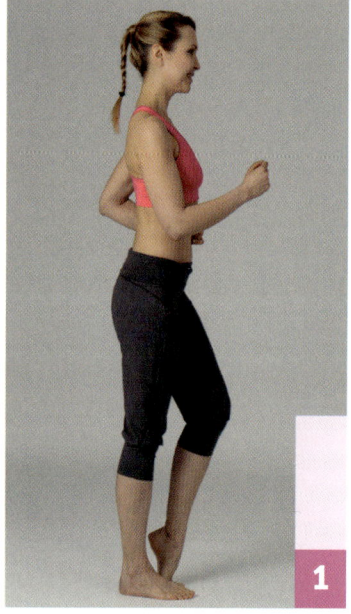

1 Marching

Winkeln Sie die Unterarme an und gehen Sie auf der Stelle – mit starkem Armeinsatz, ähnlich wie beim Walken. Dauer 30 bis 60 Sekunden oder mehr.
Zwischendurch kurz pausieren oder sich langsamer bewegen. Dann von Neuem.

DARAUF ACHTE ICH

Aufrechter Oberkörper

Der Blick ist nach vorn gerichtet, der Nacken lang

Die Schultern bleiben unten

Nicht ins Hohlkreuz fallen

Bauchmuskeln leicht anspannen

Den Atem in die Tiefe fließen lassen, nicht anhalten, nicht pressen

Knie und Fußspitzen zeigen nach vorn.

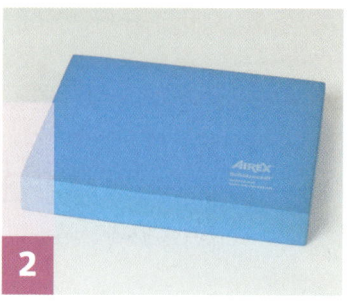

2 Marching auf Unterlage

Diese Übung ist etwas anspruchsvoller als Übung 1. Falten Sie zwei Handtücher in kleine Vierecke zusammen und legen Sie sie aufeinander, oder legen Sie ein sogenanntes Balance-Pad (Schaumstoffkissen, das mit Millionen von Luftbläschen gefüllt ist) vor sich auf den Boden. Stellen Sie sich darauf, und walken Sie wie oben auf der Stelle.

3 Tanzen

Tanzen oder bewegen Sie sich frei im Raum. Tanzen tut nicht nur dem Körper gut, tanzen ist auch Balsam für die Seele.

4 Mit dem Pezziball hüpfen

Falls Sie einen Pezziball besitzen, hüpfen Sie auf diesem Ball. Das bringt Ihren Kreislauf und den Stoffwechsel in Schwung, und es ist gut für Ihre Bandscheiben.

5 Schwungübungen

Schwingen Sie die Arme im Stehen in alle möglichen Richtungen. Das bringt nicht nur den Körper in Schwung und regt die Durchblutung an, sondern lockert auch verspannte Muskeln.

6 Treppen steigen

Gehen Sie einige Male Treppen hinauf und hinunter.

7 Mini-Trampolin

Eine sehr schöne und effektive Warm-up-Übung bietet das Mini-Trampolin. Hüpfen Sie, so lang es Ihnen Freude macht, auf diesem Übungsgerät. Sie werden sehr schnell spüren, wie Atmung und Kreislauf angeregt und die Muskeln erwärmt werden. Die Durchblutung erreicht alle Körperzellen. Und das Hüpfen auf dem Trampolin macht richtig Spaß und bereitet gute Laune.

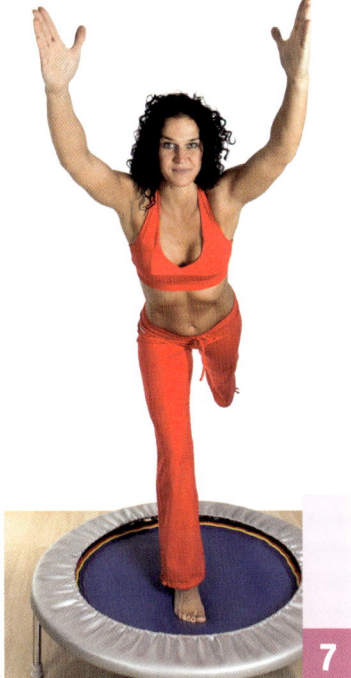

Entspannung nach dem Training

Auch bei einem Training, bei dem es um Muskelkräftigung und Fettreduzierung geht, sind Entspannungsphasen wichtig. Am Ende eines jeden Übungsprogramms sollten Sie mit einer wohltuenden Entspannung das Training beenden. Entspannung reduziert Stress und wirkt gegen Stresshormone. Forscher fanden heraus, dass chronischer Stress, bei dem ständig Stresshormone angekurbelt werden, dick macht, und zwar vorwiegend im Bauch- und Hüftbereich. Schaffen Sie sich deshalb auch im Alltag kleine Ruheoasen und Entspannungspausen.

Nach einem Work-out sollten Sie Ihrem Körper und den Muskeln in einer Entspannungs- oder Dehnlage noch einmal Ruhe gönnen. Dabei können Bandscheiben ihre Entlastung genießen und sich Muskeln aufbauen. Der größte Fehler, den Anfänger oft begehen, die sich voller Elan in das Training stürzen, ist: Sie gönnen sich keine Ruhephasen. Training und Regeneration gehören zusammen. Daher heißt es so schön: »Trainieren ist für den Körper wie das Zusammendrücken eines Schwamms – dadurch erst kann er Wasser aufnehmen. Entspannung öffnet ihn – schon kann er sich mit Wasser füllen, der Körper füllt sich mit Energie.« Sie können sich z. B. in der Stufenlagerung entspannen.

DARAUF ACHTE ICH

Um eine Verspannung der Muskeln zu vermeiden, sind immer wieder Dehnungsübungen notwendig. Diese können Sie im Alltag oder auch zwischen den Work-out-Übungen machen. Am Schluss eines Trainingprogramms, nach kräftigenden Übungen, sollten Sie die Muskeln immer dehnen und strecken und sich eine Erholungsphase gönnen.

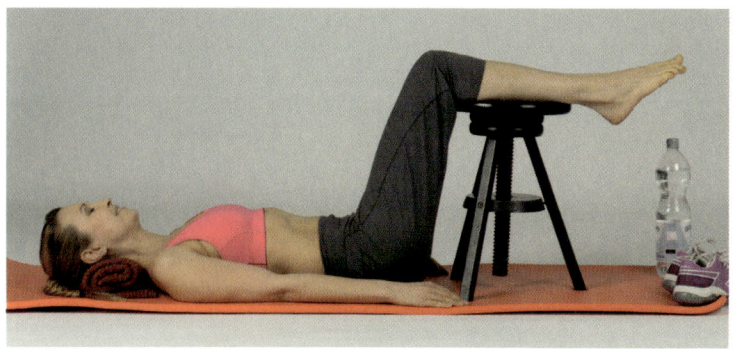

✹Dazu legen Sie sich auf den Boden. Lassen Sie dabei die Unterschenkel auf einem Hocker, Stuhl oder Pezziball aufliegen. Ober- und Unterschenkel sollten sich etwa in einem 90°-Winkel befinden.

✹Bleiben Sie einige Minuten in dieser angenehmen Ruhelage liegen, und genießen Sie die Entspannung. Den Atem in die Tiefe fließen lassen! Die Entspannung genießen!

✹Bleiben Sie in einer Dehnlage mindestens 30 bis 60 Sekunden lang liegen, gern auch länger. Den Atem dabei gelöst fließen lassen! Die Weite im Körper erspüren!

Dehnungslagen für die Bauchmuskeln

1 Legen Sie sich auf den Rücken, und strecken Sie die Beine hüftbreit nach vorn, die Arme diagonal nach hinten. Strecken Sie Arme und Beine vom Körper weg.

2 Legen Sie sich auf den Boden, und stellen Sie die Beine auf. Dann das Gesäß anheben, bis der Rücken und die Oberschenkel eine Linie bilden.

3 Auf den Boden liegen und die Beine aufstellen. Dann die Arme diagonal nach hinten strecken und die Knie auf eine Seite ablegen. Die Dehnung 30 bis 60 Sekunden lang aushalten. Ruhig weiteratmen. Dann die andere Seite dehnen.

> **TIPP**
> **BECKENBODEN**
> Bei jeder Bauchmuskelübung sehr zu empfehlen, auch wenn dies nicht extra angegeben ist: Mit den Bauchmuskeln immer gleichzeitig den Beckenboden anspannen. *Pilates* spricht bei dieser Kombination vom *Powerhouse*, andere von der *Kernmuskulatur*.

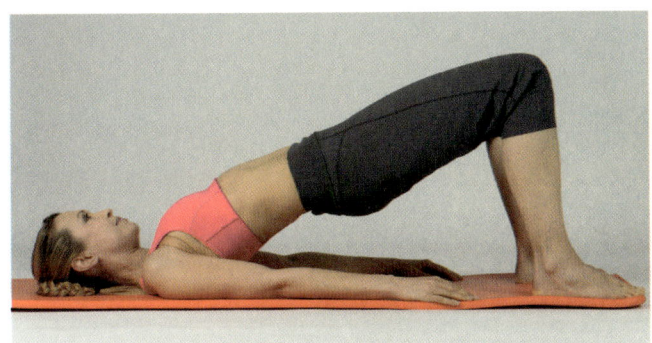
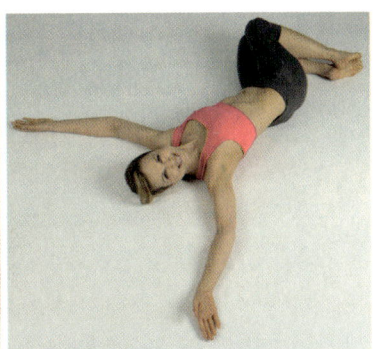

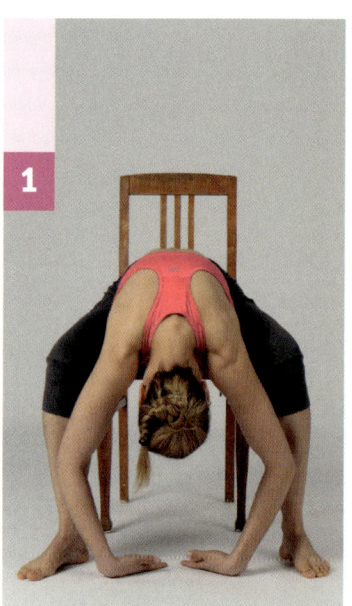

1

Dehnung und Entspannung für den Rücken

1 Setzen Sie sich auf das vordere Drittel eines Stuhls. Lassen Sie den Oberkörper zwischen den Knien schwer nach unten hängen, auch Kopf, Nacken und Schultern schwer hängen lassen. Die Handrücken berühren den Boden. Die Finger zeigen nach innen. Atmen Sie in den Rücken gelöst ein und aus!

> **TIPP**
> **ATMUNG**
> Lassen Sie bei allen Übungen den Atem ruhig, gleichmäßig und gelöst fließen. Halten Sie ihn nicht an.
> Oder: Atmen Sie bei der Anspannung bzw. in der Bewegung aus, nach der Anspannung oder Bewegung ruhig ein. Die Ausatmung unterstützt die Muskelanspannung und somit die Kräftigung. Auch wichtig: Beim Einatmen nicht die Schultern hochziehen. Zum Bauch und in die Flanken atmen.

2

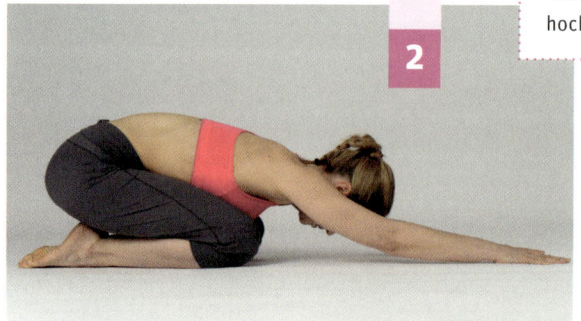

2 Gehen Sie in den Vierfüßlerstand, und lassen Sie dann das Gesäß nach hinten zu den Fersen sinken. Die Arme auf dem Boden nach vorn strecken, den Brustkorb nach unten senken. Die Stirn zeigt zum Boden.

3

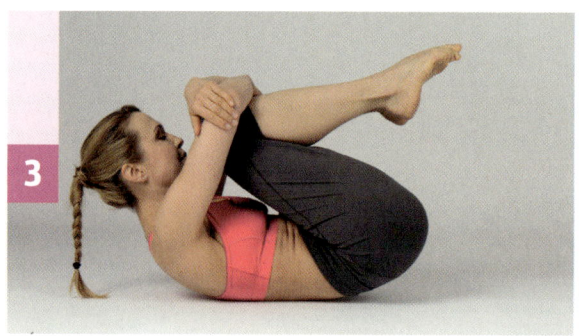

3 Legen Sie sich auf den Rücken, und stellen Sie die Beine auf. Dann Knie mit Händen und Unterarmen ganz eng zum Körper ziehen. Den Kopf entweder liegen lassen oder mit abheben. Stellen Sie sich dabei vor, Sie rollen sich wie ein Käfer zusammen.

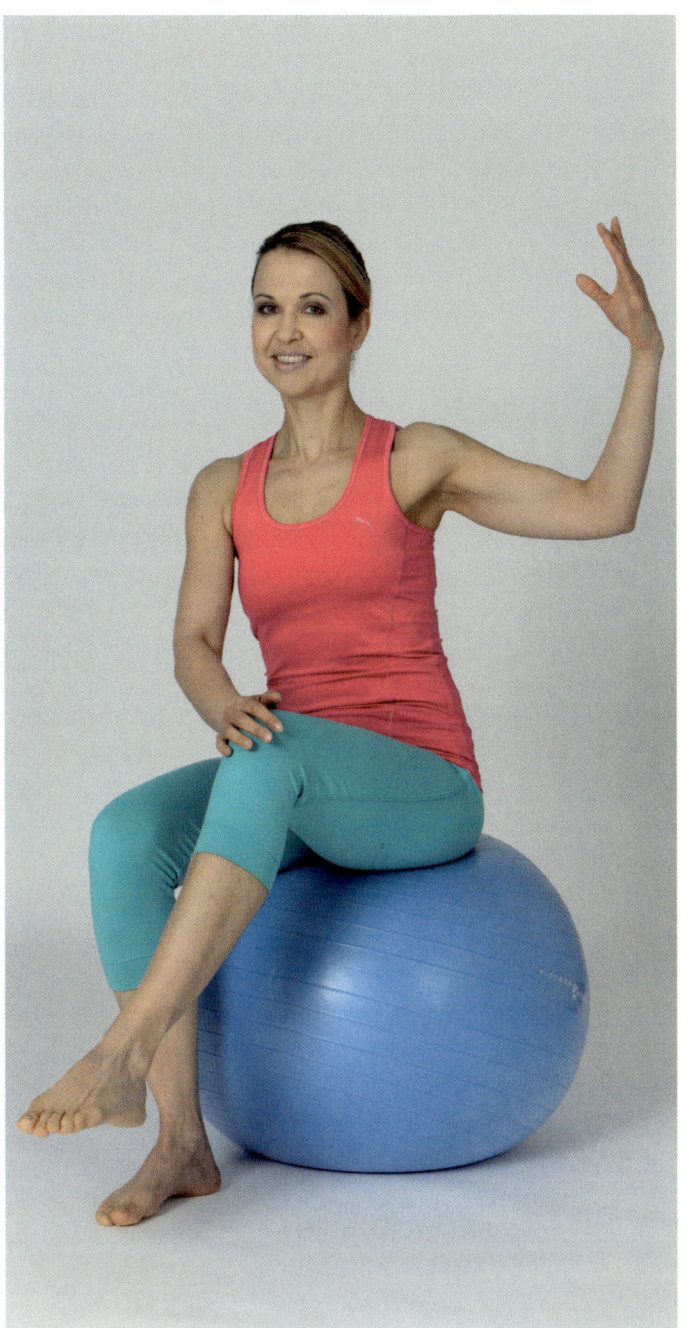

Bei dieser Übung handelt es sich nicht um eine Dehnübung. Falls Sie einen Pezziball besitzen, beginnen Sie doch jedes Workout damit, sich auf dem Ball einzuhüpfen. Herz, Kreislauf und Atmung kommen dabei schon mal schön in Schwung.

Setzen Sie sich auf einen Gymnastikball. Achten Sie dabei auf eine aufrechte Haltung. Heben Sie nun ein Bein an, halten Sie die Spannung an und entspannen Sie wieder.

45

Workout 1

Für eine perfekte Körperhaltung und einen straffen Bauch

In diesem Workout geht es um Basis-Übungen. Um die Bauch- und Rückenmuskeln gezielt trainieren zu können, müssen Sie sie zuerst fühlen und spüren. Damit eine stabile, ausgewogene Haltung eingenommen werden kann, muss die gute Körperhaltung erst wieder gelernt werden. Denn fast jeder hat sich im Laufe seines Lebens Fehlhaltungen angeeignet und das Gespür für die optimale Haltung verloren.

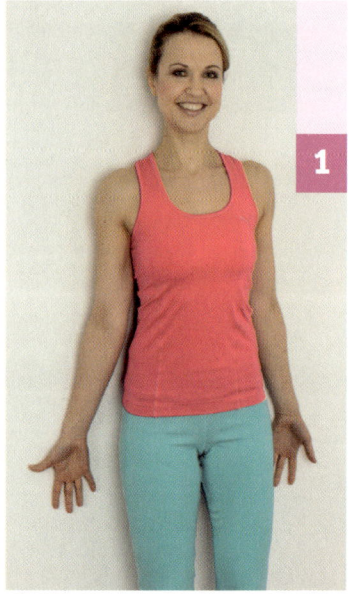

Übung 1:
Aufrechte Haltung an der Wand üben

◐ Stellen Sie sich etwa 30 cm vor eine Wand und lehnen Sie sich mit dem Rücken an. Kreuz und Schultern berühren die Wand; die Arme neben dem Körper tief halten und mit der Rückseite die Wand berühren; die Handflächen zeigen nach vorn.

◐ Dann ausatmen, die Bauchmuskeln dabei anspannen und die Lendenwirbelkörper gegen die Wand drücken. Gleichzeitig Fingerspitzen und Schultern nach unten schieben und die Schulterblätter zueinander ziehen. Den Hinterkopf in Richtung Decke nach oben schieben.

◐ Diese Position 6 bis 10 Sekunden halten, dann die Spannung lösen, aber dennoch aufrecht bleiben. 4- bis 8-mal wiederholen und sich dabei in die aufrechte Haltung und die aktiven Muskeln hineinfühlen. Den Atem nicht anhalten und immer gelöst weiteratmen.

In der Traditionellen Chinesischen Medizin heißt es, dass nur in einer aufrechten, gelösten Haltung die Lebensenergie ungestört fließen kann. Psychologen haben schon lang erkannt, dass ein Mensch, der aufrecht durchs Leben geht, attraktiver, kompetenter und selbstbewusster wirkt. Seine Ausstrahlung gewinnt enorm dazu, und die eigene Einstellung verändert sich ebenfalls positiv. Nehmen wir willentlich eine selbstbewusste Körperhaltung ein, verändert sich automatisch unser psychisches Empfinden. Deshalb vermitteln viele Coaches als erstes:
Der einfachste Weg zu einer kraftvollen Ausstrahlung ist die selbstbewusste Körperhaltung.

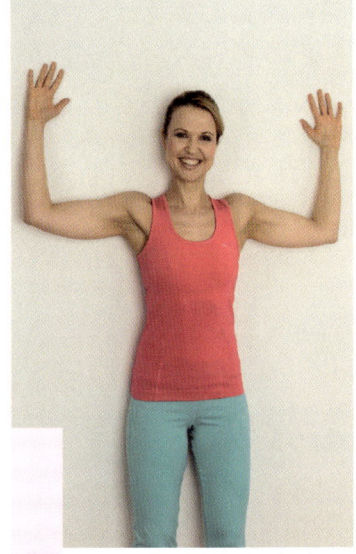

Übung 2: Verstärkung der Übung 1

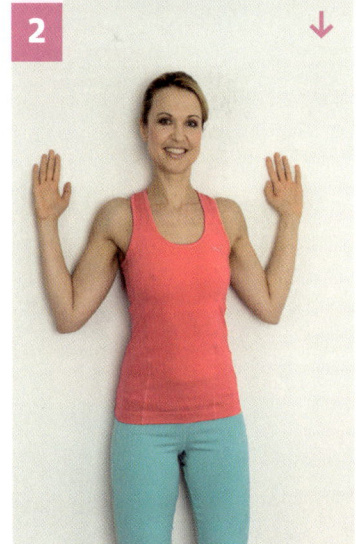

● Übungseinstieg wie links, jedoch heben Sie nun die Arme an und winkeln Sie so ab, dass sie ein U bilden. Die Ober-arme befinden sich parallel zum Boden, und die Unterarme zeigen senkrecht nach oben. Kreuz, Schultern, Ellbogen und Handrücken berühren die Wand. Dies kann für manchen schon eine kleine Herausforderung darstellen.

● Halten Sie die Körperspannung 6 bis 10 Sekunden, ohne den Atem anzuhalten. Dann die Arme senken und kurz ent-spannen. Die Übung 4- bis 8-mal wiederholen.

● Nun wird es noch ein wenig schwieriger: Senken Sie aus der oben angegebenen Position heraus die Ellbogen langsam im Zeitlupentempo so weit es Ihre Flexibilität zulässt nach unten und nach oben. Achten Sie dabei auf die Muskelspan-nung zwischen den Schulterblättern.

● Vor allem beim Nach-unten-Ziehen der Ellbogen wird der obere Rückenmuskel aktiviert und gekräftigt.

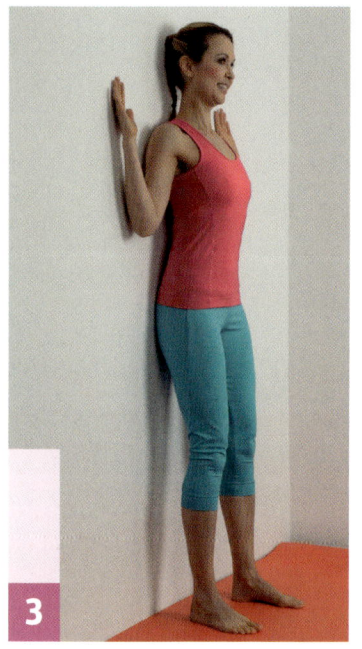

3

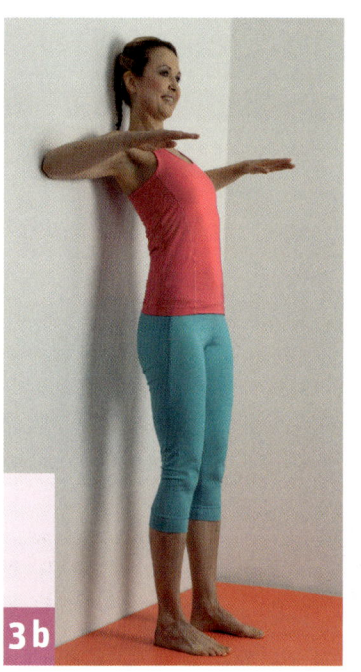

3 b

Übung 3: Schulterdrücken an der Wand

❀ Dazu nehmen Sie die gleiche Ausgangsstellung wie bei *Übung* 1 ein. Sie stehen etwa eine Fußlänge mit dem Rücken vor einer Wand. Der Rücken berührt die Wand.

❀ Heben Sie nun die Ellbogen bis auf Schulterhöhe an, dann spannen Sie die Bauchmuskeln an und drücken die Ellbogen während Sie ausatmen nach hinten gegen die Wand.

❀ Die Anspannung im Rückenmuskel zwischen den Schulterblättern spüren, 4 bis 8 Sekunden halten und dabei weiteratmen. Dann die Spannung kurz loslassen und einatmen; 4- bis 6-mal wiederholen.

❀ Danach die Arme senken und lockern.

Varianten
a) Die Ellbogen etwas tiefer an die Wand legen und dagegen drücken. In verschiedenen Höhen üben.
b) Wie *Übung* 1. Diesmal beim Nach-hinten-Drücken der Ellbogen Rücken und Schultern von der Wand wegdrücken.

DARAUF ACHTE ICH
Versuchen Sie ein Gefühl für die
Zeit zu bekommen, wie lang Sie
die Anspannung aushalten.

Zählen Sie langsam bis zehn und
entspannen Sie sich dann wieder.

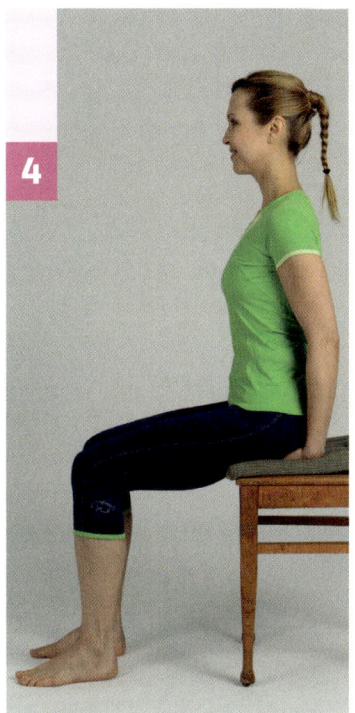

Übung 4: Aufrechte Haltung im Sitzen erfühlen und erüben

🌸 Aufrecht auf den Sitzbeinknochen sitzen, nicht davor und nicht dahinter.

🌸 Setzen Sie sich aufrecht auf das vordere Drittel eines stabilen Stuhls, die Füße stehen unter den Knien fest auf dem Boden. Erfühlen Sie die Sitzknochen zuerst einmal mit den Händen, indem Sie die Handflächen rechts und links unter das Gesäß schieben. Dort spüren Sie beide Sitzhöcker.

🌸 Nun verlagern Sie das Gewicht ein paar Mal hin und her, sodass Sie einmal den rechten und einmal den linken Sitzhöcker erfühlen.

🌸 Wenn Sie sich mit den Knochen, die uns beim Sitzen tragen sollen, etwas vertraut gemacht haben, rollen Sie die Sitzbeinknochen in Ihren Händen langsam nach vorn und nach hinten. Nehmen Sie wahr, wie sich dabei das gesamte Becken mit dreht. Einmal kippt das Becken nach vorn (es entsteht ein verstärktes Hohlkreuz) und einmal kippt es nach hinten (das Kreuz rundet sich).

🌸 Nach etwa 10 Rollbewegungen pendeln Sie sich in der Mitte ein. Dies ist dann die korrekte Sitzposition, in der die Körperblöcke übereinanderstehen.

🌸 Machen Sie sich noch einmal die physiologisch richtige Sitzposition bewusst: Sie sitzen senkrecht auf beiden Sitzbeinknochen. Das Becken ist etwas nach vorn gekippt, das Brustbein ist dadurch automatisch aufgerichtet, die Halswirbelsäule streckt sich.

🌸 Die Beckenposition ist verantwortlich für die aufgerichtete Wirbelsäule, bei der Verspannungen kaum eine Chance haben. Auch Bandscheiben und Wirbelgelenke sind entlastet.

DARAUF ACHTE ICH

Stellen Sie sich vor, Ihr Scheitelpunkt wäre an einer Schnur befestigt, die Sie nach oben zieht. Die Wirbel hängen an dieser Schnur. Das führt zu einer lockeren und geraden Haltung.

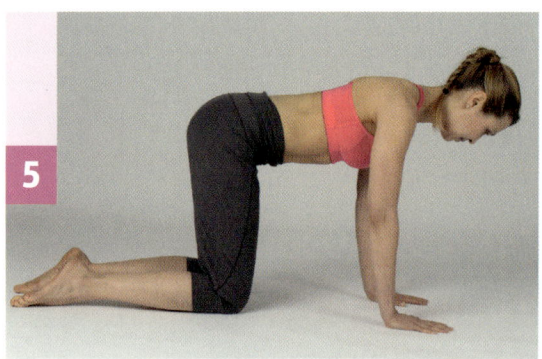
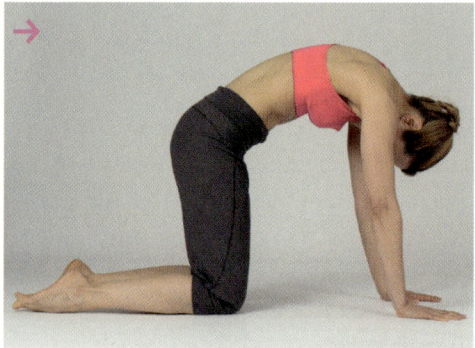

Übung 5: Haltungsübung im Vierfüßlerstand; Mobilisation der Wirbelsäule

🌸 Der Vierfüßlerstand ist eine sehr rückenfreundliche Position. Der Körper wird von vier *Pfeilern* getragen. Die Knie stehen unter den Hüften, Arme und Hände unter den Schultern. Die Fingerspitzen zeigen leicht nach innen, die Ellbogen sind leicht gebeugt.

🌸 Stellen Sie sich nun vor, Ihr Rücken bildet bis zum Hinterkopf eine Linie. Die Stirn zeigt nach unten. Sie können sich auch seitlich in einem Spiegel betrachten.

🌸 Spannen Sie, während Sie ausatmen, die Bauch- und Pomuskeln kräftig an und ziehen Sie das Kinn in Richtung Brustbein. Gleichzeitig drücken Sie die Wirbelsäule hoch, sodass Sie einen Katzenbuckel bilden. Den Oberkörper weit aus den Schultern herausschieben; dann in die Normalstellung (Wirbelsäule und Hinterkopf in einer Linie) zurückkehren und wahrnehmen, wie gerade die Wirbelsäule jetzt ist. Meistens hängt sie im Lendenwirbelbereich etwas durch. Deshalb darf eine leichte Bauchspannung erhalten bleiben.

🌸 6- bis 8-mal, später 8- bis 12-mal wiederholen.

Variante

a) Drücken Sie die Hände nach unten und schieben Sie die Wirbelsäule nach hinten; die Füße nach unten drücken und die Wirbelsäule nach vorn schieben.

DARAUF ACHTE ICH

Wenn Sie die Variante der Übung ausführen, sollten Sie darauf achten, dass der Rumpf bei der Übung in der Mitte bleibt, während Gesäß und Kopf sozusagen auseinandergezogen werden.

Übung 6: Haltungs- und Entspannungsübung in der Stufenlagerung – Anti-Hohlkreuzübung

🌸 Sie können die *gute Haltung* auch im Liegen üben und vor allem auch verspannte Muskeln lösen, die eine gute Haltung erschweren und Rückenschmerzen auslösen.

🌸 Legen Sie sich in der sogenannten Stufenlagerung auf den Boden: Dabei werden die Unterschenkel auf einem Hocker, Stuhl oder Gymnastikball abgelegt. Der ganze Rücken liegt gut auf, beide Arme ruhen neben dem Körper, das Kreuz ist entlastet. Lassen Sie es ganz nach unten sinken.

🌸 Dann ausatmen und die Bauchmuskeln anspannen, den Nabel nach innen oben ziehen, Schultern und Fingerspitzen nach vorn in Richtung Stuhlbeine bzw. Ball und den Scheitel des Kopfes in die Gegenrichtung nach hinten schieben.

🌸 Diese Spannung 8 bis 12 Sekunden halten, dann loslassen und einen Moment nachspüren. Die Spannung halten und beim Nachspüren gelöst weiteratmen.

🌸 6- bis 10-mal wiederholen und dabei bewusst in den Körper hineinfühlen.

DARAUF ACHTE ICH
Wenn Sie die Augen dabei schließen, können Sie noch besser in sich hineinspüren.

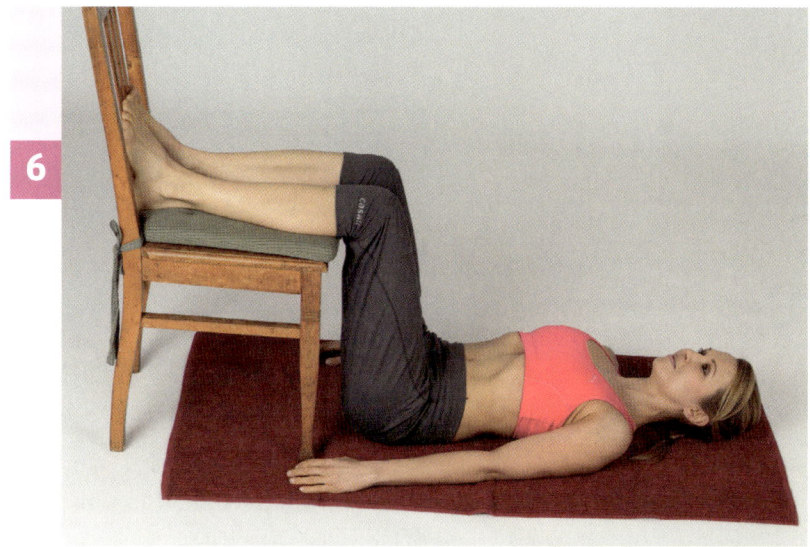

Workout 2

Die korrekte Haltung vertiefen und stabilisieren

Eine korrekte Haltung ist alles! Ohne tägliche Haltungskorrektur bleiben die meisten Übungen wirkungslos. Sehr wichtig ist, im Alltag nicht stundenlang in einer schlaffen Sitzposition oder in einer anderen Fehlhaltung zu verharren, sondern auf eine aufrechte Haltung zu achten bzw. sie zu lernen und sie durch regelmäßige Kräftigungsübungen zu halten.

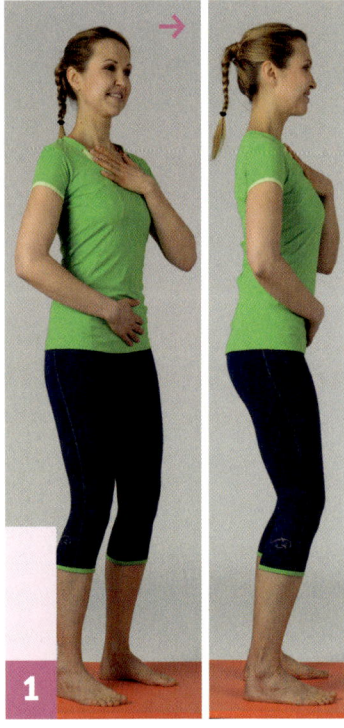

Übung 1: Korrekte Haltung im Stehen und Sitzen

✤ Stellen Sie sich aufrecht auf den Boden. Die Füße stehen hüftbreit auseinander, die Fußspitzen zeigen nach vorn oder ganz leicht nach außen. Die Knie sind minimal gebeugt, und das Becken befindet sich in der Mittelposition (kein Hohlkreuz, kein rundes Kreuz).

✤ Legen Sie eine Hand auf das Brustbein und eine auf den Unterbauch. Ziehen Sie nun den Nabel mit Hilfe der Bauchmuskeln nach innen oben, ebenso die Beckenbodenmuskeln, und richten Sie das Brustbein diagonal nach oben auf.

✤ Setzen Sie die Schultern dabei nach hinten unten (sehr wichtig). Der Scheitel des Kopfes schiebt nach oben in Richtung Decke.

✤ Halten Sie diese Spannung einige Atemzüge lang an. Nehmen Sie die Haltung und Körperspannung dabei bewusst wahr.

Varianten

a) Ausgang der Übung wie oben, jedoch aus einer aufrechten Sitzposition heraus.

b) Ausgang der Übung wie oben, jedoch den Oberkörper aus der beschriebenen Position heraus gerade nach vorn und hinten neigen. Die Hände haben dabei immer den gleichen Abstand. Die Wirbelsäule bleibt gerade.

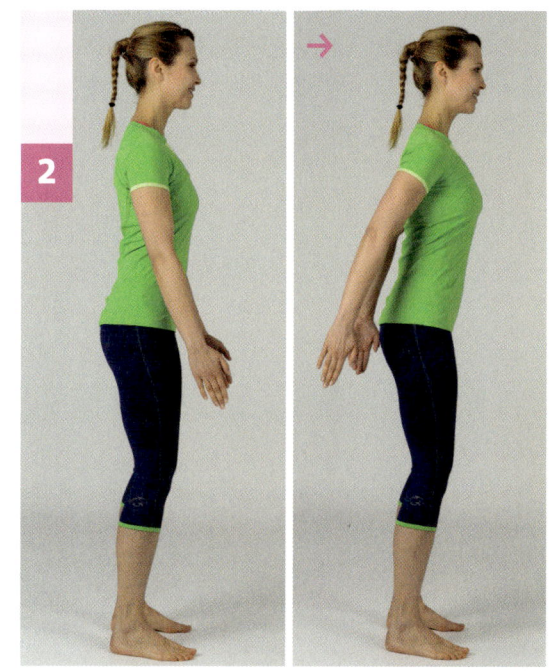

Übung 2: Kräftigung der Rücken- und Bauchmuskeln

❀ Stehen Sie aufrecht auf dem Boden oder setzen Sie sich aufrecht auf das vordere Drittel eines Stuhls.

❀ Heben Sie dann die Oberarme waagrecht auf Schulterhöhe an. Unterarme und Hände zeigen dabei senkrecht nach oben (U-Haltung). Die Handflächen zeigen zum Körper.

❀ Dann ausatmen und die Schulterblätter und Arme dabei kraftvoll zusammen- und nach unten ziehen.

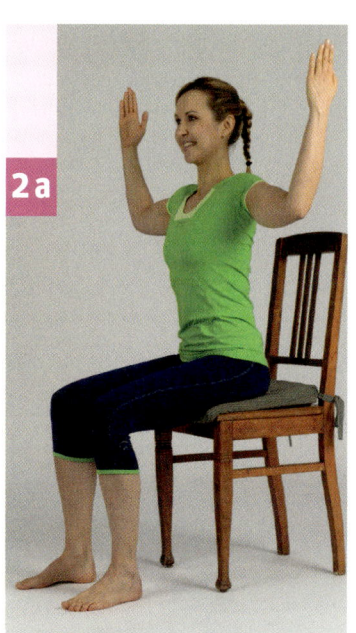

❀ 6 bis 10 Sekunden die Spannung halten und dabei normal weiteratmen. Anschließend ausatmen und die Unterarme dabei entspannt nach vorn führen.

❀ 4- bis 6-mal wiederholen. Nun die Hände im Schoß ablegen und die Übung nachspüren. Insgesamt 2- bis 4-mal wiederholen.

Variante

a) Ellbogen 20 bis 30 cm kraftvoll nach unten ziehen und die Spannung halten, dabei weiteratmen. Einatmen und die Ellbogen wieder nach oben führen. Etwa zweimal wiederholen.

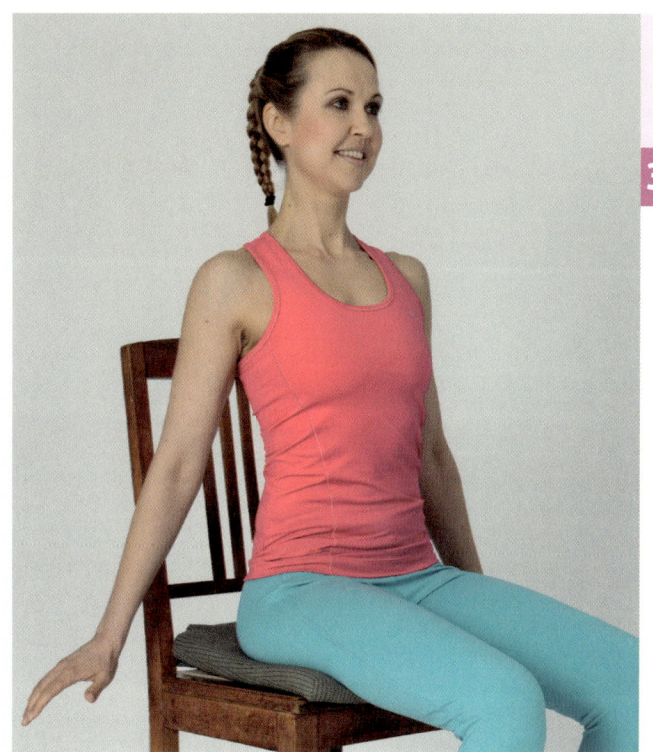

3 a

DARAUF ACHTE ICH
Spüren Sie immer wieder
in sich hinein und versuchen Sie
zu erfühlen, welche Muskeln
gerade angespannt sind.

Übung 3: Stabilisierung des Rückens; Koordination

Stellen Sie sich aufrecht auf den Boden wie bei *Übung 1*; lassen Sie diesmal die Arme seitlich nach unten hängen. Spannen Sie Bauch-, Beckenboden- und Rückenmuskeln an und halten Sie die Schultern tief; der Blick ist nach vorn gerichtet. Dann mit den Armen neben dem Körper ganz kleine Hackbewegungen machen, vor und zurück.

Variante
a) Diese Übung können sie auch im Sitzen ausführen. Setzen Sie sich dazu aufrecht hin. Falls Ihnen am Anfang die Koordination schwerfällt, wechseln Sie rechts und links ab oder machen Sie mit beiden Armen gleichzeitig Hackbewegungen.

Übung 4: Balance; Kräftigung der Haltemuskeln

🌸 Stellen Sie sich aufrecht auf den Boden. Spannen Sie dann die Beckenboden- und Bauchmuskeln an und gehen Sie in den Ballenstand. Gleichzeitig heben Sie den rechten Arm nach oben und führen den linken unter Spannung etwas nach hinten. Schieben Sie die Fingerspitzen der rechten Hand nach oben und die der linken nach unten.

🌸 Halten Sie die Spannung 2 bis 4 Atemzüge lang an, wechseln Sie dann die Arme in die andere Diagonale, jede Seite 2- bis 4-mal; danach im aufrechten Stand die Übung nachspüren.

🌸 Die Übung 2- bis 4-mal wiederholen.

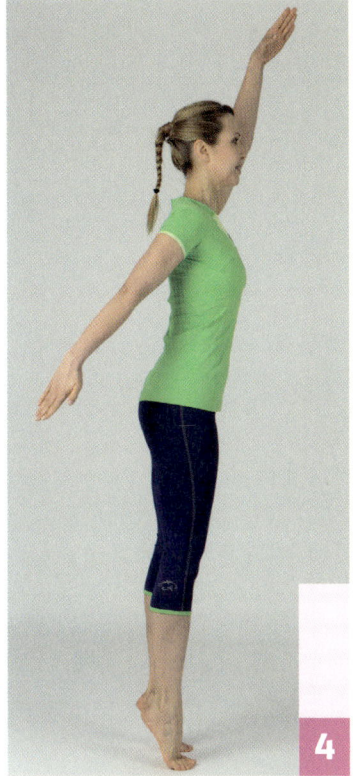

Übung 5: Wandliegestütz für eine straffe Haltung

🌸 Stellen Sie sich etwa 1 Meter vor eine Wand, sodass Sie die Arme gerade nach vorn strecken können (die Ellbogen minimal gebeugt) und die Hände in Schulterhöhe, etwas mehr als schulterbreit, abstützen können. Der Kopf befindet sich auf einer Linie mit dem Oberkörper.

🌸 Spannen Sie die Bauch- und Beckenbodenmuskeln gut an. Beugen Sie nun die Ellbogen nach außen. Bringen Sie dabei Brust und Gesicht näher zur Wand. Dann atmen Sie aus, während Sie die Arme kraftvoll von der Wand wegdrücken.

Variante
a) Wenn die Ellbogen gebeugt sind, die Position einige Atemzüge lang aushalten.

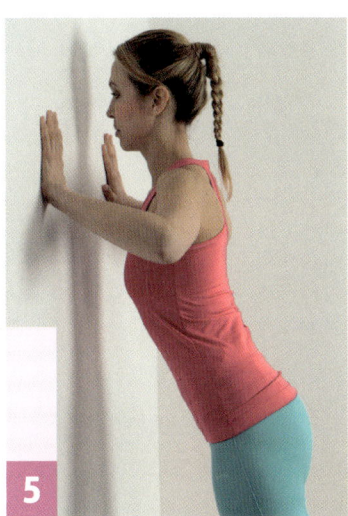

Übung 6: Im Vierfüßlerstand: Gerader Rücken – fester Bauch

❀ Gehen Sie in den Vierfüßlerstand. Die Knie stehen unter den Hüften, Arme und Hände unter den Schultern. Arme und Oberschenkel sind senkrecht.

❀ Der Rücken bildet mit dem Hinterkopf eine gerade Linie. Spannen Sie nun zunächst Bauch- und Beckenbodenmuskeln an, strecken Sie dann den rechten Arm nach vorn und das linke Bein nach hinten. Die Fingerspitzen zeigen nach vorn, die Fußspitzen nach unten zum Boden. Arm, Kopf, Rumpf und Bein sollten jetzt eine Linie bilden.

❀ Ziehen Sie sich langsam auseinander und halten Sie die gesamte Bauch- und Rumpfspannung 8 bis 12 Sekunden an.

❀ Dann Hand und Knie wieder aufstellen und einen Katzenbuckel bilden.

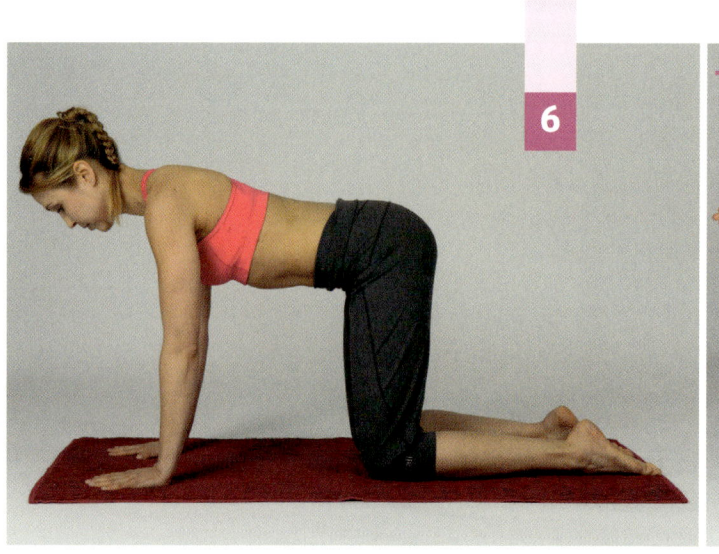

6

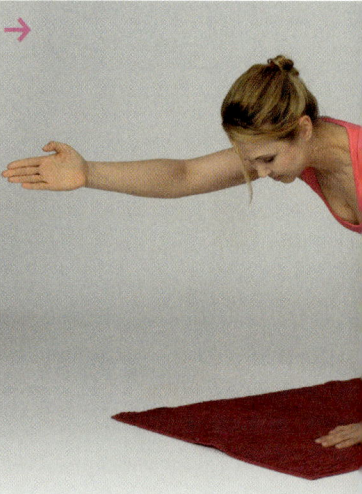

❀ Danach die andere Seite üben. Jede Übung 4- bis 6-mal wiederholen.

Variante
a) Wenn ein Arm und diagonal das Bein angehoben sind, wippen Sie diese in kleinen Bewegungen auf und ab. Dann absetzen und einen Katzenbuckel machen. Im Wechsel mit der anderen Seite üben.

DARAUF ACHTE ICH
Im Vierfüßlerstand können Sie auch zur Entspannung etwas krabbeln, das lockert die Arm-, Bein- und Rückenmuskulatur etwas auf.

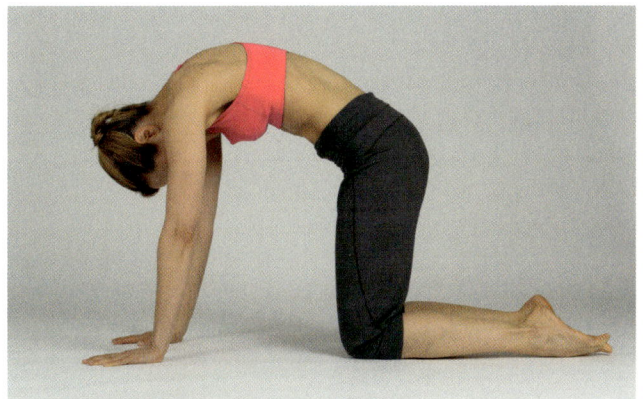

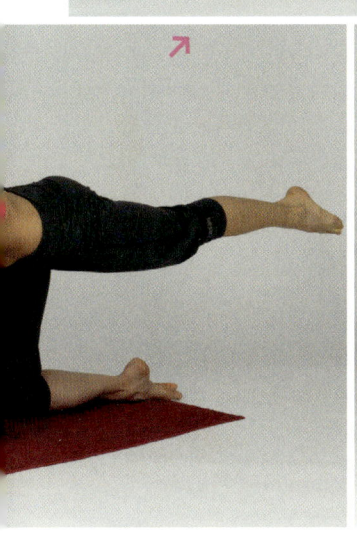

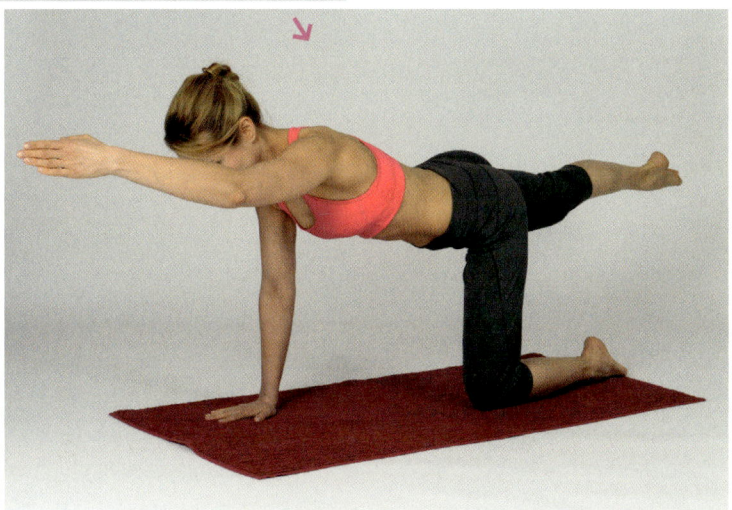

Workout 3

Haltungs- und Kräftigungsübungen am Schreibtisch

Die größte Strapaze für den Rücken ist das statische Dauersitzen. Unser Rücken ist dafür nicht geeignet. Noch schlimmer ist das Dauersitzen mit rundem Rücken. Deshalb: Sitzen Sie dynamisch, bewegen Sie sich auch beim Sitzen, und gewöhnen Sie sich an, immer wieder einige Übungen dazwischenzuschalten.

Übung 1: Mit dem Oberkörper vor- und zurückpendeln

Bei der Pendelübung auf einem Stuhl, z.B. Schreibtischstuhl, können Sie die Spannung wechselseitig in den Bauch- und Rückenmuskel erfühlen und diese Muskeln kräftigen. Außerdem bekommen Sie ein Gespür für die aufrechte Haltung, auch während längerer Sitzperioden.

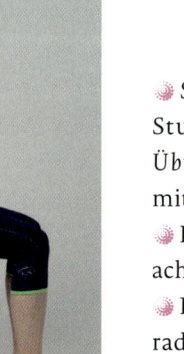

Ausgangsstellung
Workout 1, Übung 4

🌸 Setzen Sie sich aufrecht auf das vordere Drittel eines Stuhls, und zwar auf die Sitzbeinknochen (→ *Workout 1, Übung 4*). Die Wirbelsäule ist gerade, und der Rücken bildet mit dem Hinterkopf eine Linie.

🌸 Legen Sie beide Hände überkreuzt auf den Brustkorb und achten Sie darauf, dass die Schultern tief sind (und bleiben).

🌸 Dann atmen Sie aus, während Sie den Oberkörper mit gerader Wirbelsäule aus den Hüftgelenken heraus nach vorn neigen, bis das Gesäß leicht abhebt.

🌸 Verharren Sie in dieser Position (Bauch etwas anspannen, damit kein ausgeprägtes Hohlkreuz entsteht) einige Atemzüge lang und erspüren Sie die Anspannung in den Rückenmuskeln, die den Rumpf jetzt vor dem Nach-vorn-Fallen bewahren.

🌸 Dann setzen Sie sich in aufrechter Position wieder zurück. Anschließend die gleiche Übung nach hinten durchführen.

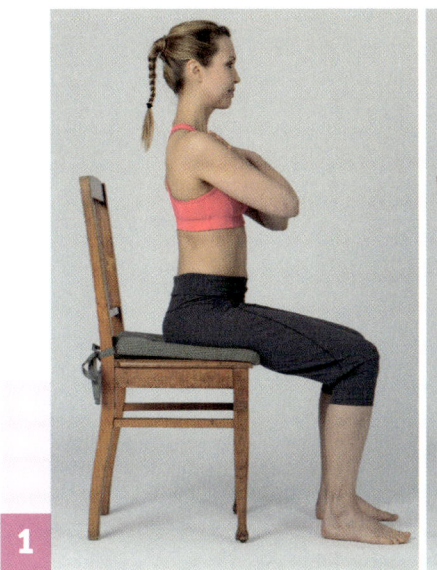
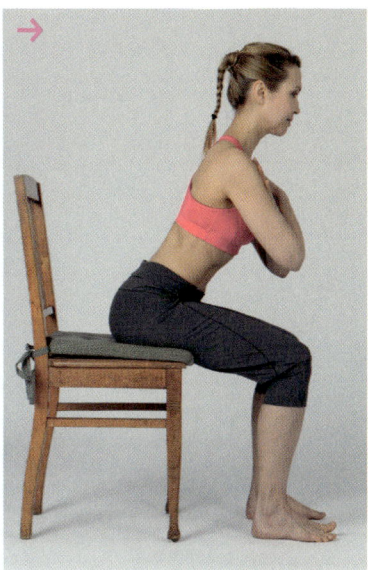

DARAUF ACHTE ICH
Achten Sie darauf, dass sich der
Körperschwerpunkt nach hinten
verlagert und die Bauchmuskeln sich vermehrt anspannen
müssen, um den Oberkörper in
Position zu halten.

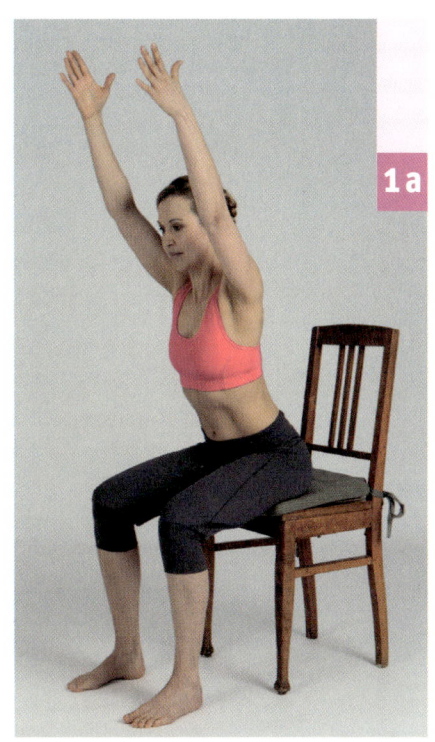

Varianten
a) Übung wie oben, jedoch die Arme dabei nach oben
strecken, und zwar in die Verlängerung des Körpers.
b) Was auch gut ist: Immer wieder aktives Sitzen
üben, indem Sie sich ab und zu auf die oben beschrie-
bene Weise auf dem Stuhl vor- und zurückbewegen,
auch manchmal in schnellem Wechsel.

Übung 2: Dehnen der Brustmuskulatur; den Atem befreien

Wenn wir nach vorn gebeugt sitzen oder wenn sich beim Arbeiten am Schreibtisch die Arme vor dem Körper befinden, verkürzen sich mit der Zeit die Brustmuskeln, die Atmung wird dadurch eingeengt, und die Schultergelenke ermüden leichter.

DARAUF ACHTE ICH
Die folgende Übung ist eine der wichtigsten Dehnübungen für alle, die viel sitzen.

🌸 Setzen Sie sich dazu aufrecht auf das vordere Drittel des (Schreibtisch-) Stuhls und strecken Sie die Arme nach hinten. Umfassen Sie nun mit den Händen die Lehne hinter sich.

🌸 Bewegen Sie dann den Oberkörper aus den Hüftgelenken heraus so weit es geht nach vorn, und spüren Sie die Dehnung in den Schultern und Brustmuskeln. Hinterkopf und Rücken befinden sich dabei auf einer Linie.

🌸 Bleiben Sie 20 bis 30 Sekunden in dieser angenehmen Dehnposition, und lassen Sie den Atem natürlich fließen.

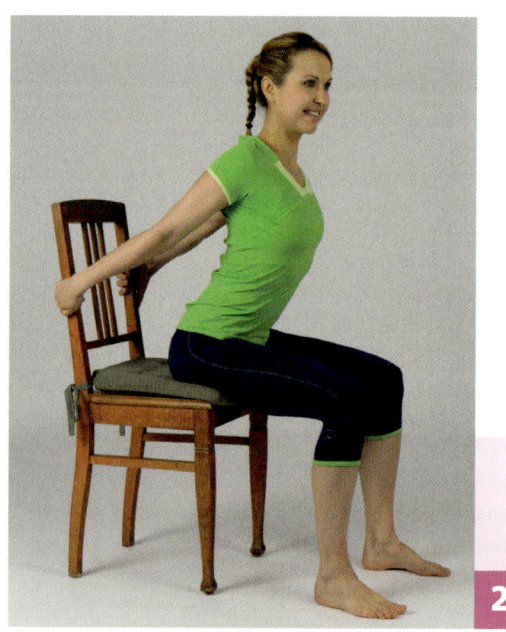

2

Übung 3: Gegen Rundrücken und schwache Schultern

◦ Setzen Sie sich aufrecht auf einen Stuhl, und winkeln Sie beide Unterarme im rechten Winkel an, sodass sie nach vorn zeigen und eng am Oberkörper anliegen, die Handflächen zeigen nach oben.

◦ Die Schultern sind entspannt und tief.

◦ Führen Sie dann die Unterarme zur Seite nach außen, und achten Sie darauf, dass die Schultern tief und die Ellbogen dicht am Körper bleiben.

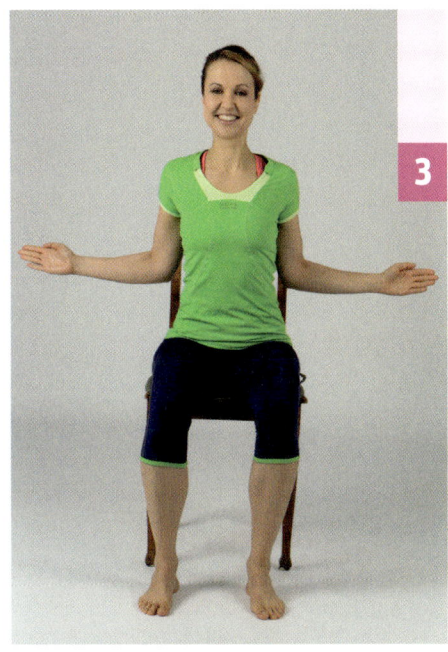

DARAUF ACHTE ICH
Achten Sie bei allen Übungen auf Ihre Schulterblätter. Sie werden zur Wirbelsäule hin gezogen. Die die Schulterblätter stabilisierenden Muskeln werden gekräftigt.

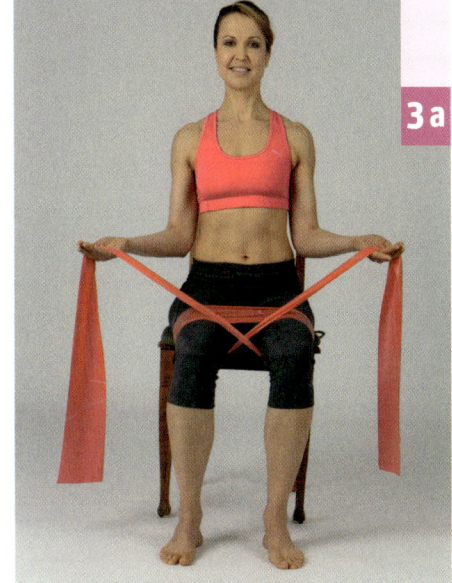

Variante

a) Um die Übung zu verstärken, können Sie entweder zwei kleine Wasserflaschen in die Hände nehmen oder ein Gymnastikband unter den Oberschenkeln durchziehen und das rechte Ende mit der linken Hand über dem linken Oberschenkel und das linke Ende mit der rechten Hand festhalten. Dann bewegen Sie die Unterarme wie oben nach außen. Der Widerstand des Gymnastikbandes verstärkt die Übung positiv.

61

Übung 4: Andere Möglichkeit zu Übung 3

🌑 Oberarme wieder nah am Oberkörper und Unterarme im rechten Winkel nach vorn halten.

🌑 Dann ein Gymnastikband 1- bis 2-mal um die ausgestreckten Handflächen wickeln, sodass das Band in leichter Vorspannung ist. Nun wieder beide Unterarme nach außen bewegen und die Ellbogen nah am Körper halten.

DARAUF ACHTE ICH

Auch bei dieser auf den ersten Blick leichten Übung sollten Sie auf Ihren Atem achten. Atmen Sie ruhig und entspannt weiter. Vermeiden Sie Pressatmung!

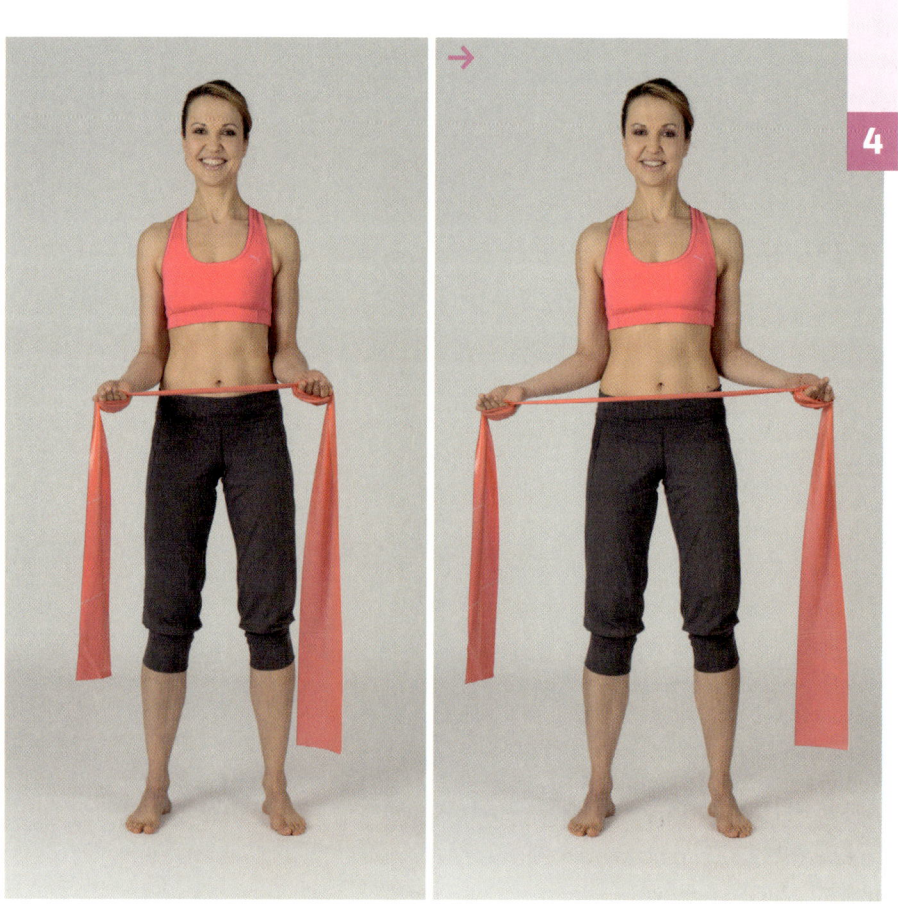

Übung 5: Dehnung und Entspannung im Sitzen; Rückenverspannungen lösen

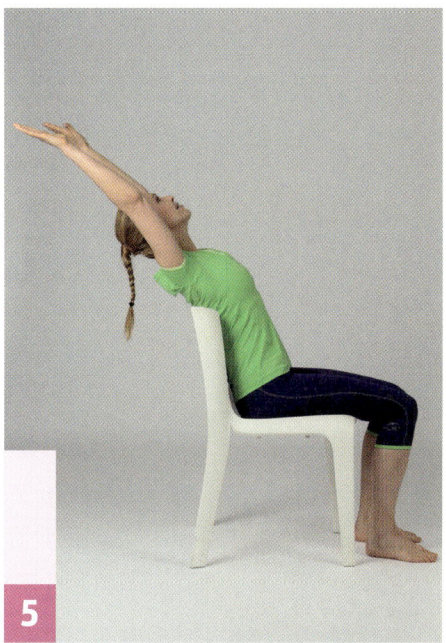

5

*Die Bandscheiben, Wirbelgelenke und (schmerzhaft) verspannten Rückenmuskeln freuen sich besonders über diese Übung, die Sie zwischendurch ausführen können.

*Setzen Sie sich auf dem Stuhl ganz zurück, schieben Sie das Gesäß ganz nach hinten, und pressen Sie den gesamten Rücken fest an die Lehne. Strecken Sie dabei Ihre Arme über den Kopf so weit es geht nach hinten und erspüren Sie die Dehnung im Schulter- und Brustkorbbereich sowie die Entlastung im Rückenbereich.

*Halten Sie die Dehnstellung 10 bis 30 Sekunden lang aus, und lassen Sie den Atem gelöst fließen.

*Dann legen Sie die Hände entspannt auf dem Schoß ab, oder beugen Sie den Oberkörper vor, und legen Sie ihn auf den Oberschenkeln ab. Lassen Sie dabei Arme, Schultern und Kopf hängen.

DARAUF ACHTE ICH
Spüren Sie nach jeder Übung
nach. Sie können die Übung
beliebig oft wiederholen.

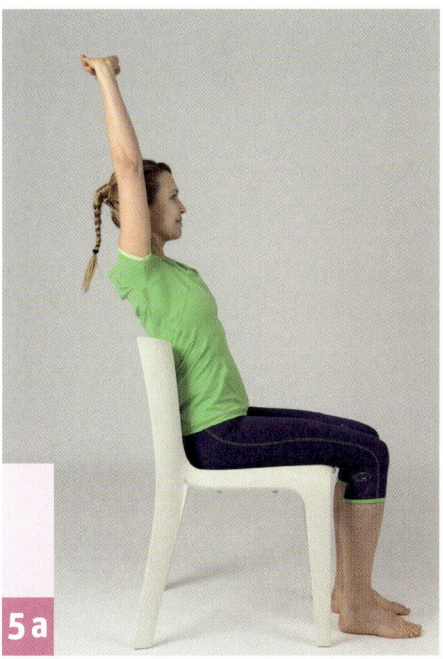

5 a

Variante

a) Verschränken Sie die Hände und strecken Sie die Arme über den Kopf. Die Handflächen zeigen dabei nach oben, schieben Sie sie diagonal nach oben, als wollten Sie die Arme dabei verlängern.

63

Übung 6: Becken schaukeln; Wirbelsäule bewegen; Verspannungen lösen

🌑 Setzen Sie sich aufrecht auf das vordere Drittel eines Stuhls. Legen Sie die Hände entweder auf die Oberschenkel, oder stützen Sie sie seitlich auf die Beckenkämme.

🌑 Erspüren Sie zuerst Ihre Sitzbeinknochen, auf denen Sie sitzen. Dann bewegen Sie das Becken langsam nach rechts und links, hin und her.

🌑 Wenn Sie das Gewicht zur rechten Seite bewegen, heben Sie linke Gesäßhälfte an, wenn Sie das Gewicht zur linken Seite bewegen, heben Sie die rechte Gesäßhälfte an.

🌑 Achten Sie auf eine fließende Schaukelbewegung, und atmen Sie dabei gelöst ein und aus. Brustkorb und Schultern bleiben dabei in der Horizontalen.

DARAUF ACHTE ICH

Achten Sie auf die Bewegung und Beweglichkeit der Lendenwirbelsäule.

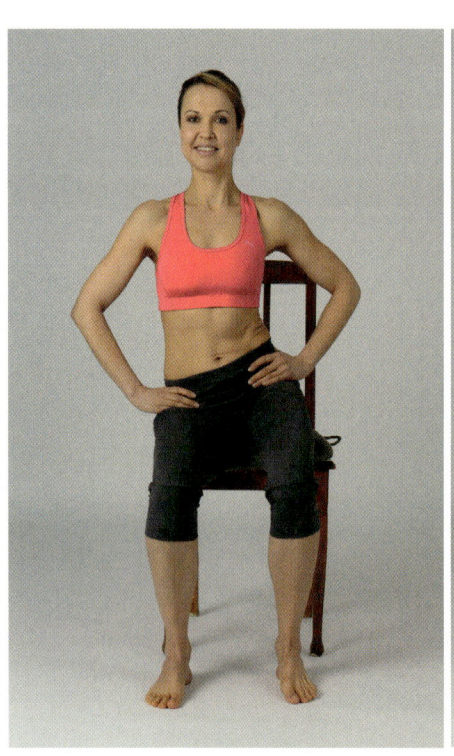

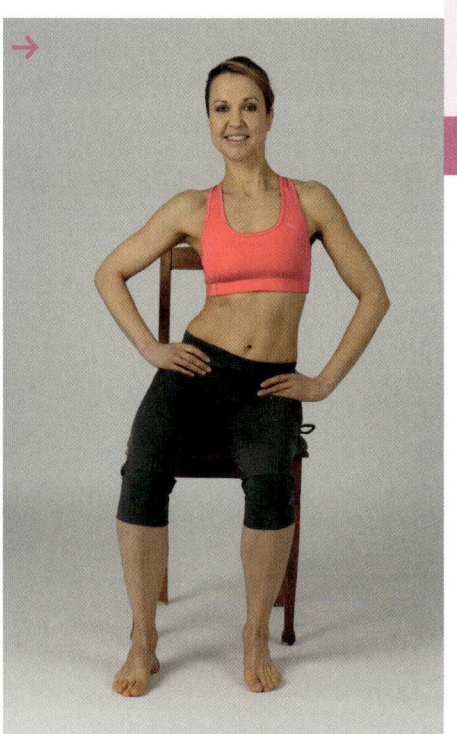

6

DARAUF ACHTE ICH

Achten Sie auf eine fließende
Schaukelbewegung, und atmen Sie dabei
gelöst ein und aus. Brustkorb und Schultern
bleiben dabei in der Horizontalen.

Variante

a) Winkeln Sie Ihre Unterarme hinter Ihrem Rücken an und
fassen Sie mit der rechten Hand den linken Unterarm und
mit der linken Hand den rechten Unterarm.

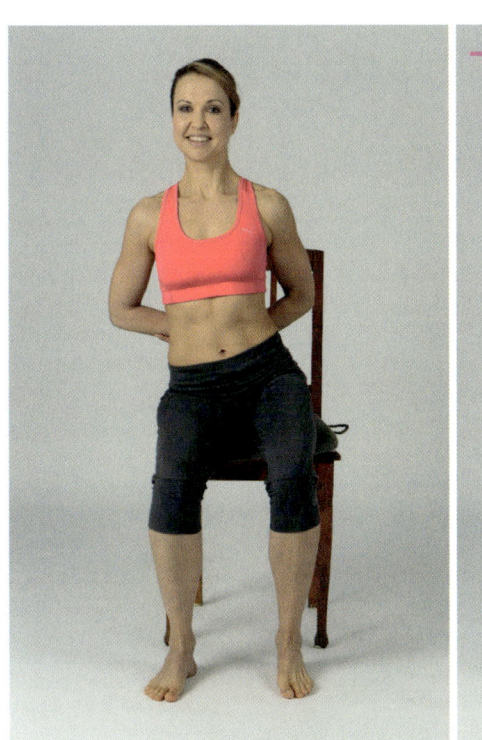
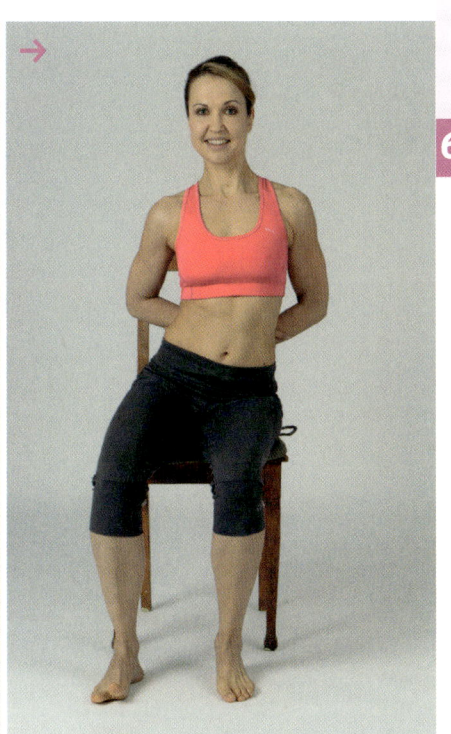

6 a

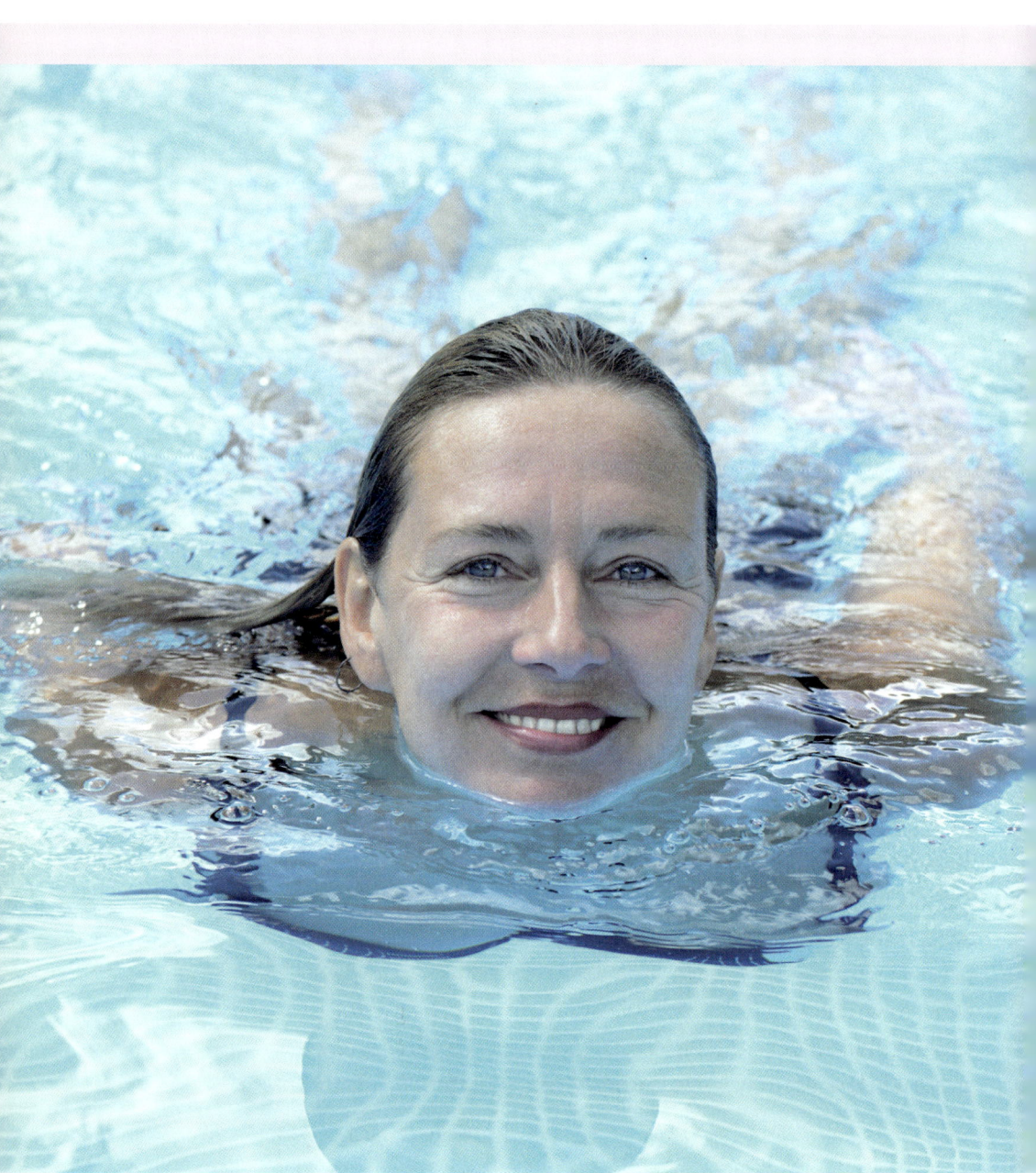

Fettverbrennung im Wasser:
Eine wunderbare Ergänzung zum Workout

Fettverbrennung durch Schwimmen oder als Bewegung bzw. Gymnastik im Wasser ist optimal, denn allein der Wasserdruck wirkt bereits Fett abbauend.

Im Wasser wird der ganze Körper, werden alle Muskeln beansprucht. Der größere Bewegungswiderstand führt zu einem schnelleren Muskelaufbau. Nicht nur das Schwimmen – im Übrigen einer der gesündesten Sportarten –, sondern auch jede andere Bewegung, wie zum Beispiel Aquagymnastik, gegen den Wasserwiderstand beansprucht die Muskeln in erhöhtem Maße. Dies führt zu einer größeren Fettverbrennung. Im Wasser läuft die Fettverbrennung auf Hochtouren. Je mehr Sie sich dabei bewegen, umso besser.

20 bis 30 Minuten schwimmen, ohne sich dabei auszupowern, ist gut für die Gelenke, für den Muskelaufbau und für die Fettverbrennung.

Auch für den Temperaturausgleich im kalten Wasser verbraucht der Körper sehr viel Energie. Gelenke, Wirbelsäule und Bandscheiben werden entlastet, ganz besonders beim Rückenschwimmen.

Wasser wirkt auf den Körper wie eine sanfte Massage. Die Mikrozirkulation der tieferen Hautschichten wird gefördert. Die Haut wird besser durchblutet und damit gestrafft.

Und: Schwimmen ist für jedes Alter geeignet.

Workout 4

Sechs Bauchübungen für Anfänger

Gute Bauchmuskeln formen die mittlere Körpersilhouette und schützen die Wirbelsäule. Sie regen die Verbrennung von Bauchfett an. Bauchmuskelübungen, die oft wiederholt und regelmäßig ausgeführt werden, können kleine Wunder bewirken. In diesem Workout finden Sie sechs effiziente Bauchmuskelübungen.

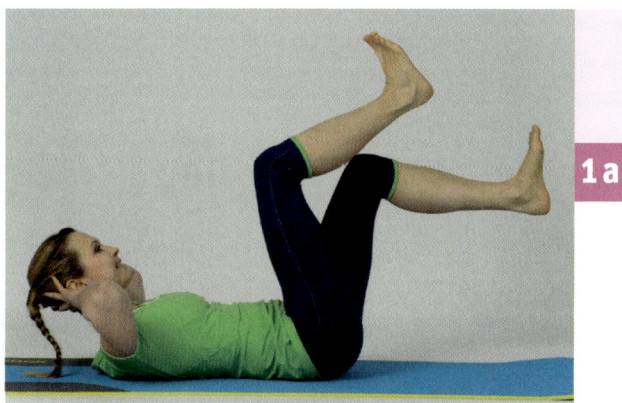

1 a

Übung 1: Bicycle-Methode

Diese Übung eignet sich bestens für ein Üben zwischendurch; selbst auf einem nicht zu weichen Sofa kann sie abends (z.B. beim Fernsehen) eingeschoben werden.

DARAUF ACHTE ICH

Je länger Sie fahren, umso besser werden dabei der Stoffwechsel, die Atmung und der Kreislauf angeregt.

Achten Sie unbedingt darauf, dass der untere Rücken am Boden bleibt.

🌸 Legen Sie sich mit dem Rücken auf den Boden, und legen Sie die Arme neben den Körper.

🌸 Ziehen Sie dann beide Knie bis zum Bauch. Fahren Sie nun mit den Beinen Rad, mal schneller, mal langsamer. Wechseln Sie mit Vor-, Rückwärts- und Seitlichfahren ab. Dadurch werden nicht nur die geraden, sondern auch die übrigen Bauchmuskeln gekräftigt.

🌸 Halten Sie bei der Übung den ganzen Rücken fest auf dem Boden, und atmen Sie dabei gleichmäßig.

❧ Versuchen Sie die Übung 30 Sekunde lang auszuhalten, und machen Sie dann eine kurze Pause. Wiederholen Sie die Übung 4- bis 6-mal.

Variante

a) **Für Fortgeschrittene:** Wie oben, jedoch die Hände an den Hinterkopf legen und Kopf und Schultern dabei ein wenig anheben, aber nicht einrollen. Den Kopf in Verlängerung der Wirbelsäule halten. Je flacher Sie radeln, umso mehr Kraft müssen die Bauchmuskeln aufbringen.

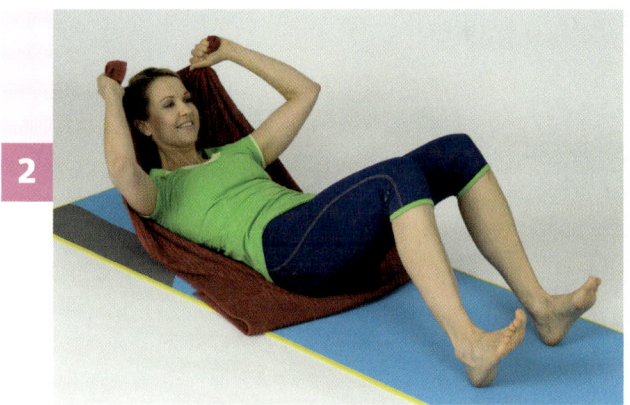

Übung 2:
Crunch mit Handtuch

❧ Legen Sie sich auf ein Handtuch auf den Boden und stellen Sie die Beine auf. Fassen Sie mit beiden Händen die Handtuchenden unter Ihrem Kopf; dann Bauch (und Beckenboden) fest anspannen und den Bauchnabel nach innen oben ziehen.

❧ Jetzt Kopf und Schultern, während Sie ausatmen, mit Hilfe des Handtuchs anheben, aber darauf achten, dass Hinterkopf und Rücken eine Linie bilden.

❧ Diese Position 6 bis 10 Sekunden halten, dann den Oberkörper langsam wieder senken, ohne ihn abzulegen.

❧ 4- bis 6-mal wiederholen; später 6- bis 10-mal.

Variante

a) Wenn der Oberkörper angehoben ist 6 bis 10-mal diesen in minimalen Push-up-Bewegungen auf und ab wippen.

DARAUF ACHTE ICH

Ein Handtuch kann am Anfang eine kleine Hilfestellung beim Üben geben.

Wichtig: Die Kraft kommt aus den Bauchmuskeln.

Langsam und ohne Schwung üben.

Übung 3: Mit Handtuch für die schrägen Bauchmuskeln

🌀 Für diese Übung nehmen wir die gleiche Ausgangsstellung wie bei Übung 2 ein.

🌀 Kopf und Schultern anheben, während Sie ausatmen, dann einatmen. Nun den rechten Handtuchzipfel mit der rechten Hand zur linken Seite ziehen, während Sie ausatmen. Der Oberkörper dreht sich dabei leicht nach links; beim Einatmen wieder zurückkehren, ohne jedoch den Oberkörper abzulegen; danach zur anderen Seite.

🌀 Jede Seite 2- bis 4-mal wiederholen. Danach kurz entspannen. Insgesamt 2 bis 4 Durchgänge.

DARAUF ACHTE ICH

Achten Sie bei dieser Übung auf einen geraden Rücken!

Übung 4: Oberkörper ein wenig senken

🌀 Setzen Sie sich mit aufrechtem Rücken und gerader Wirbelsäule auf den Boden und stellen Sie die Beine auf, sodass Ober- und Unterschenkel etwa einen rechten Winkel bilden.

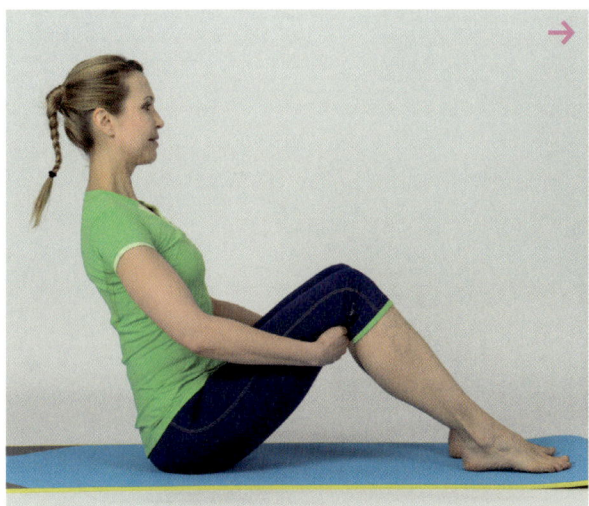 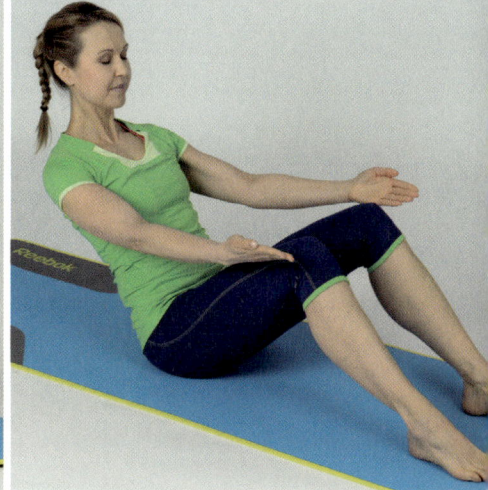

⚹ Legen Sie die Hände an die Außenseiten der Knie. Machen Sie den Nacken lang, halten Sie die Schultern unten, und stellen Sie sich vor, das Brustbein in Richtung Decke heben zu wollen.

⚹ Dann beim Ausatmen die Bauch- und Beckenbodenmuskeln anspannen, den Bauchnabel nach innen ziehen und den Oberkörper langsam zurückneigen, bis die Arme gestreckt sind. Die Hände bleiben dabei entweder an den Außenseiten der Knie oder werden ein wenig von den Knien weg nach oben angehoben. Die Handflächen zeigen nach innen.

⚹ **Ganz wichtig:** Der Rücken bleibt dabei gerade! Spüren Sie die Anspannung in den Bauchmuskeln. Dann einatmen und sich wieder aufsetzen, das Becken aufrollen, sich aufsetzen und die Wirbelsäule strecken.

⚹ Die Übung 6- bis 8-mal wiederholen.

DARAUF ACHTE ICH
Wenn Sie noch ungeübt oder wenig geübt sind, sollten Sie sich nicht unter Druck setzen. Passen Sie die Anzahl der Wiederholungen Ihrem Leistungsvermögen an.

Variante

a) In der Endposition, wenn die Arme gestreckt sind und die Bauchspannung gut fühlbar ist, einige Male ein- und ausatmen, dann sich wieder aufrichten.

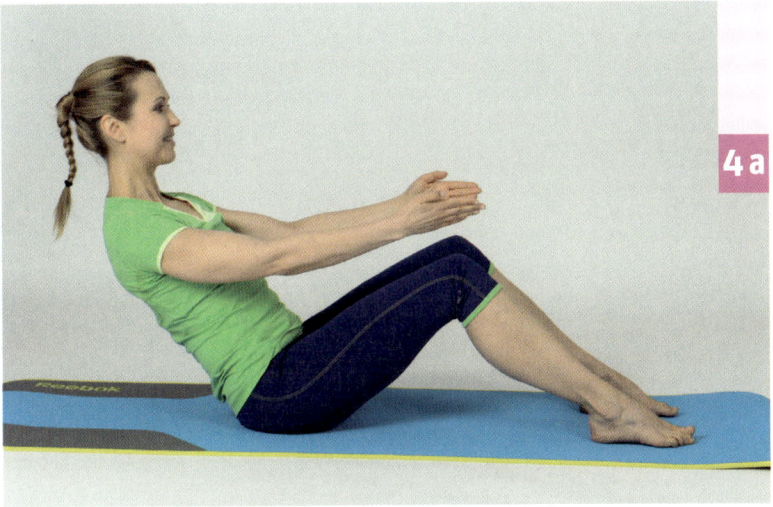

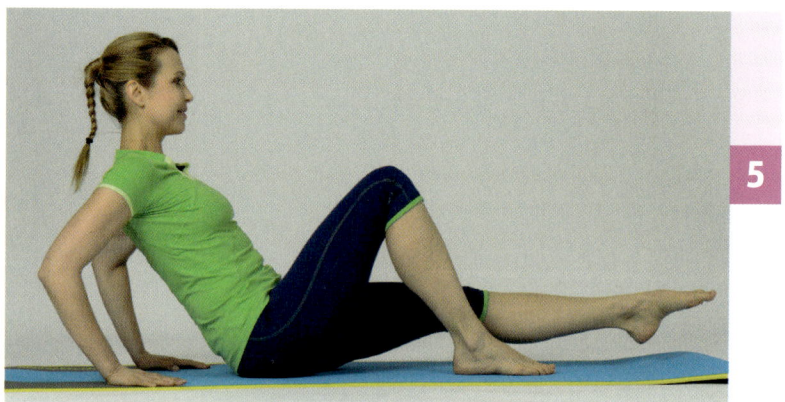

Übung 5: Den Bauch durch Beinstrecken kräftigen

DARAUF ACHTE ICH
Wenn Sie mit den Übungen beginnen, sollten Sie sich nicht zu sehr unter Druck setzen. Beginnen Sie langsam, achten Sie auf die Spannung in der Bauchmuskulatur, atmen Sie ruhig und steigern Sie allmählich die Wiederholungen.

🌸 Setzen Sie sich mit aufgestellten Beinen auf den Boden und lehnen Sie den Oberkörper etwa 45 Grad nach hinten. Die Hände hinter dem Rücken aufstellen, dass die Fingerspitzen nach vorn zeigen. Die Ellbogen sind leicht angebeugt.

🌸 Strecken Sie dann das rechte Bein nach vorn und heben Sie es ein klein wenig vom Boden ab. Die Bauchmuskeln dabei gut anspannen und den Nacken lang lassen.

🌸 Halten Sie diese Position 8 bis 12 Sekunden, während Sie gelöst weiteratmen. Danach das Bein wechseln.

🌸 Jede Seite 4- bis 6-mal wiederholen.

Variante
a) Das gestreckte Bein minimal auf und ab wippen.

Übung 6: Boden drücken – starker Rücken

🌸 Legen Sie sich auf den Boden und stellen Sie die Füße auf. Stellen Sie dann die Fersen sowie die Ellbogen auf den Boden, indem Sie die Füße und Unterarme aufstellen.

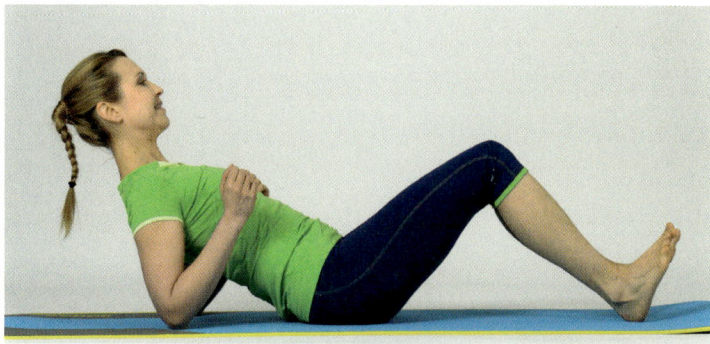

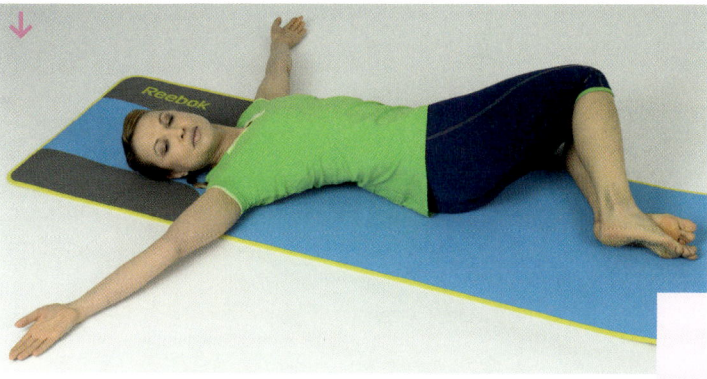

Spannen Sie dann die Bauch- und Beckenbodenmuskeln an und drücken Sie sich beim Ausatmen mit den Ellbogen nach oben. Der Kopf befindet sich in einer Linie mit der Wirbelsäule.

Spannen sie den Rumpf *steif wie ein Brett* an. Atmen Sie in dieser Position 2- bis 4-mal ein und aus. Dann legen Sie sich zurück und entspannen sich kurz.

Die Übung 4- bis 6-mal wiederholen.

Schluss: Zur Dehnung der Bauchmuskeln stellen Sie in der Rückenlage die Beine auf, strecken die Arme zur Seite und legen die Knie zuerst zur rechten Seite ab.

Halten Sie die Stellung 30 Sekunden lang; dann die linke Seite üben. Auch hier die Stellung 30 Sekunden halten.

Üben Sie jede Seite 4- bis 6-mal. Die Beine bis kurz über den Boden senken, halten und wieder heben. Mehr Druck auf den Ball aktiviert vor allem die schrägen Bauchmuskeln.

6

DARAUF ACHTE ICH
Wichtig: Bei der Übung kein Hohlkreuz machen!

Workout 5

Starker Rücken, schlanke Taille

Bei diesem Workout geht es um eine Kombination der beteiligten Muskeln. Für eine schlanke Taille sind vor allem die quer liegenden und schrägen Bauchmuskeln verantwortlich. Sie formen den schmalsten Teil des Körpers und wirken wie ein Korsett. Viel Sitzen lässt dieses natürliche Mieder erschlaffen. Aufgabe der Taille ist es, Oberkörper und Becken gegeneinander verdrehen zu können.

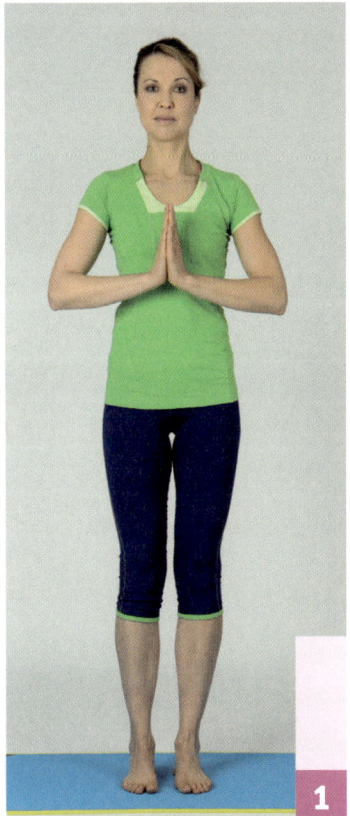

1

Übung 1: Bauch-Shaker

Dies ist eine intensive Übung für die tiefen Haltemuskeln. Führen Sie die Übung so oft wie möglich aus.

🌸 Stellen Sie sich mit den Füßen hüftbreit auf den Boden und halten Sie die Knie leicht gebeugt. Winkeln Sie die Ellbogen an und legen Sie die Handflächen vor dem Brustkorb zusammen, sodass die Fingerspitzen nach oben zeigen.

🌸 Spannen Sie dann die Bauch- und Beckenbodenmuskeln gut an und ziehen Sie den Nabel nach innen. Ziehen Sie dabei die Schulterblätter in Richtung Po.

🌸 Stellen Sie sich nun vor, Sie hätten einen Shaker zwischen Ihren Händen, den Sie in blitzschnellen und kleinen Bewegungen hin und her, nach rechts und links schütteln, als wollten Sie etwas mixen. Dabei natürlich weiteratmen. Rumpf und Becken ganz stabil halten.

🌸 Achten Sie darauf, dass Sie dabei nicht die Schultern hochziehen. Zunächst 8 bis 12 Sekunden, dann die Schüttelbewegung steigern bis auf 30 Sekunden.

🌸 Auch tagsüber immer wieder mal stehen bleiben und diese sehr effektive Übung ausführen.

🌸 Die Übung ist auch im Sitzen auf einem Stuhl möglich (sie ist dann etwas leichter).

Übung 2: Seitbeugen für eine formvollendete Taille

🌸 Stellen Sie sich aufrecht auf den Boden. Die Füße stehen beckenbreit auseinander. Die Arme hängen neben dem Körper schwer nach unten.

🌸 Spannen Sie nun Bauch und Beckenboden kräftig an und beugen Sie den Oberkörper zur rechten Seite, während Sie ausatmen.

🌸 Die rechte Hand gleitet am Oberschenkel bis zum Knie hinab. Die unterste Rippe und das Becken nähern sich an. Der Oberkörper bleibt dabei gerade nach vorn gerichtet.

🌸 **Wichtig:** Die linke Schulter hinten und unten halten. Bleiben Sie 2 bis 4 Atemzüge in dieser Position, dann richten Sie sich auf, während sie einatmen. Nun die Übung diagonal ausführen (linke Hand, rechtes Bein).

🌸 Jede Seite 4- bis 8-mal wiederholen. Diese Übung können Sie auch im Sitzen ausführen.

Variante

a) **Verstärkung der Übung:** Die gleiche Übung wie oben, jedoch eine Wasserflasche oder Hantel in die nach unten gleitende Hand nehmen. Die Hand des oberen Armes an den Hinterkopf legen.

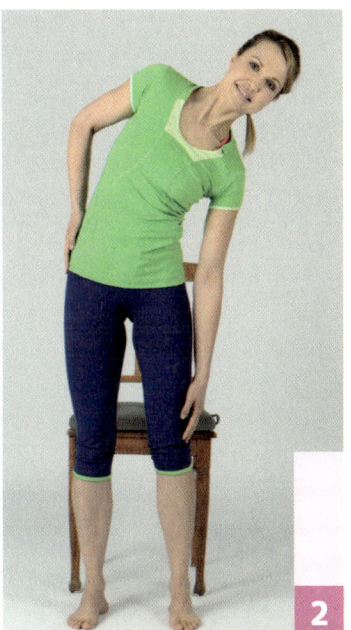

DARAUF ACHTE ICH

Die nach unten gerichtete Schulter hinten und unten halten.

Zwischendurch die Bauchmuskeln entspannen und zum Bauch atmen.

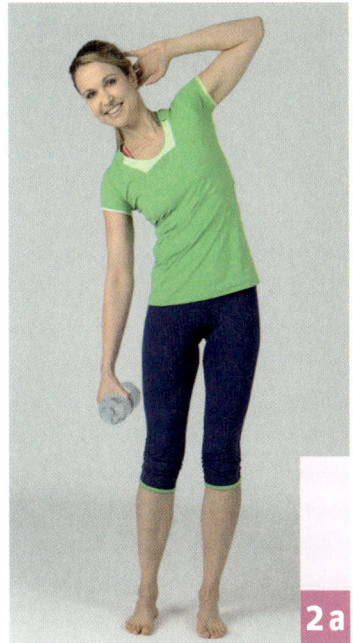

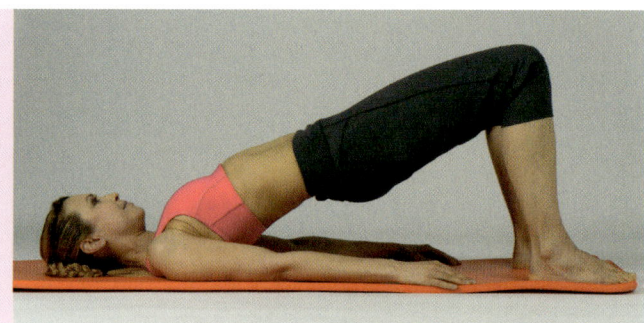

Übung 3: Sitz-Twist

🌸 Setzen Sie sich aufrecht auf den Boden und stellen Sie die Füße hüftbreit auf. Die Fersen aufstellen und die Fußspitzen nach oben ziehen.

🌸 Strecken Sie beide Arme waagrecht zur Seite und richten Sie beim Einatmen die Wirbelsäule auf. Dann drehen Sie sich, während Sie ausatmen, zu einer Seite und machen in dieser Position 4 bis 8 minimale Wippbewegungen nach hinten.

🌸 Drehen Sie sich dann zurück. Danach ausatmen und gleichzeitig zur anderen Seite drehen. Wiederholen Sie jede Seite 4- bis 8-mal.

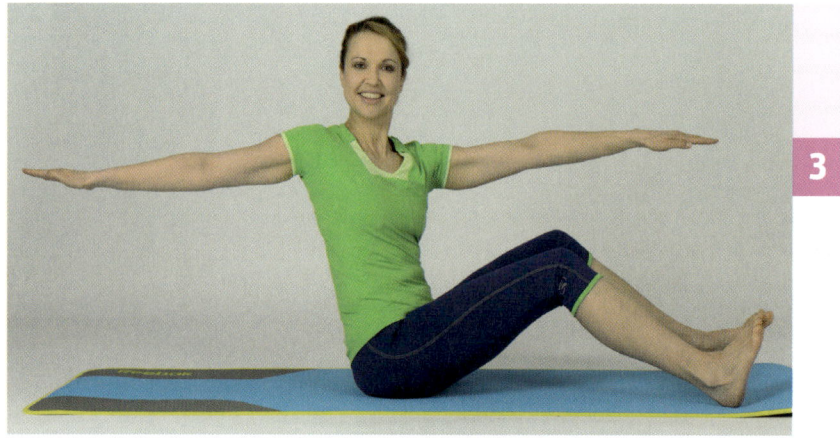

3

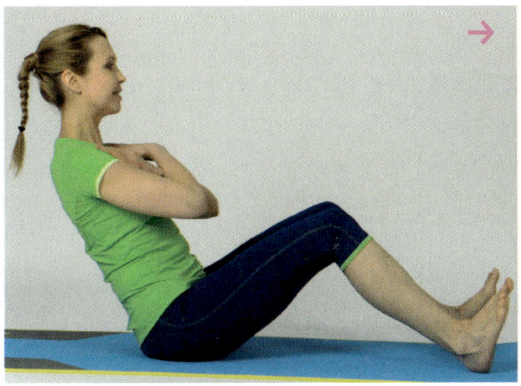
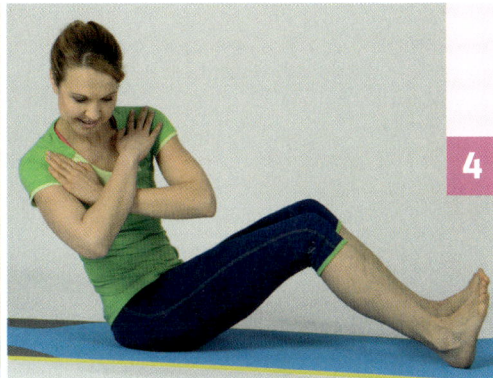

Übung 4: Russian Twist

🔸 Setzen Sie sich auf den Boden und stellen Sie die Füße hüftbreit auf. Stellen Sie die Fersen auf, sodass die Fußspitzen nach oben zeigen.

🔸 Verschränken Sie dann die Arme vor dem Brustkorb und lehnen Sie den Oberkörper mit gerader Wirbelsäule schräg nach hinten.

🔸 Drehen Sie jetzt den Oberkörper ganz langsam von einer Seite zur anderen. Verbleiben Sie in jeder Endposition 4 bis 8 Sekunden. Halten Sie den Atem dabei nicht an, sondern lassen Sie ihn fließen.

🔸 Führen Sie 8 bis 12 Drehungen durch. Dann entspannen Sie sich. Wiederholen Sie die Übung 2- bis 4-mal.

DARAUF ACHTE ICH
Lassen Sie den Atem
fließen.

Varianten

a) Verschränken Sie die Hände und führen Sie die gestreckten Arme im Wechsel nach rechts und links hinten.

b) Noch intensiver ist folgende Variante: Übung wie oben, dabei die Unterschenkel aber vom Boden anheben und die Fußgelenke überkreuzen.

c) Auch eine schöne Variante: Einen Ball (oder ein Kissen) in die Hände nehmen und ihn im Wechsel rechts und links hinten auf dem Boden auftippen.

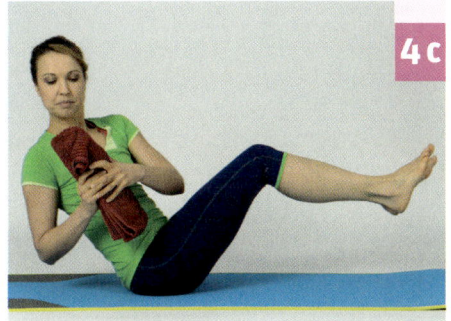

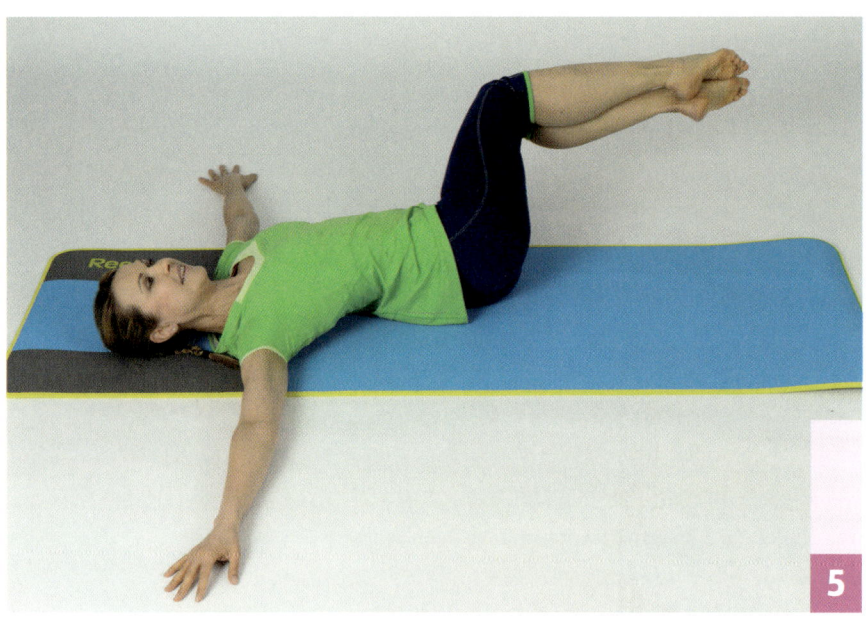

5

Übung 5: Bauch-Twist im Liegen

🌀 Legen Sie sich auf den Rücken und stellen Sie die Beine auf. Die Arme liegen waagrecht zur Seite.

🌀 Ziehen Sie die Knie so weit zum Bauch, dass sich die Unterschenkel parallel zum Boden befinden. Spannen Sie die Bauch- und Beckenbodenmuskeln an und legen Sie die Knie beim Ausatmen langsam nach rechts ab.

🌀 Atmen Sie beim Anheben ein, dann ausatmen und gleichzeitig nach links ablegen. Die Spannung im Körper halten.

🌀 Wiederholen Sie die Übung langsam 6- bis 10-mal.

Varianten

a) **Intensivierung:** Die Übung wie oben durchführen, jedoch die Knie nicht ganz auf dem Boden ablegen. Achten Sie darauf, dass der ganze Rücken am Boden bleibt.

b) **Noch intensiver:** Den Kopf bei der Übung ein wenig vom Boden abheben.

DARAUF ACHTE ICH
Der ganze Rücken sollte am Boden bleiben.

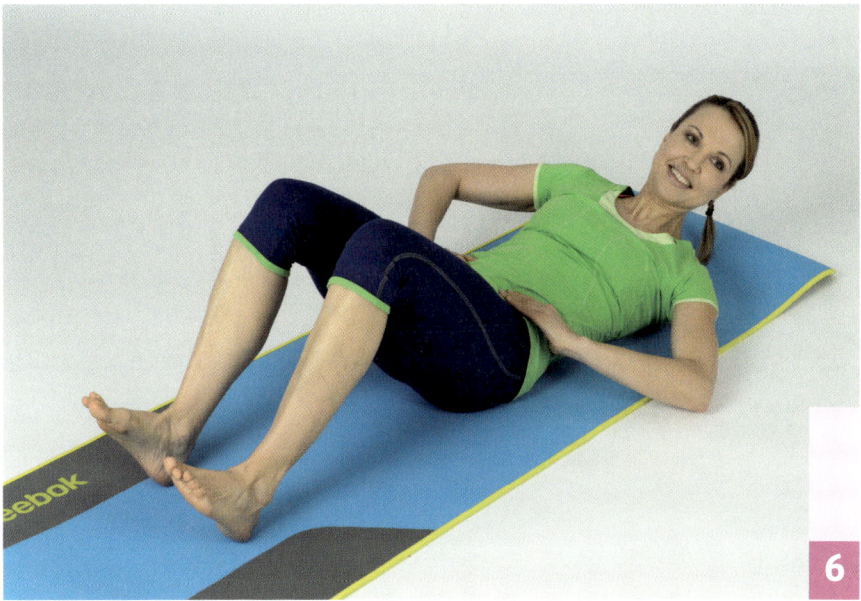

Übung 6: Seitbeugen im Liegen

❀ Legen Sie sich auf den Rücken und stellen Sie die Füße hüftbreit auf. Ziehen Sie die Fußspitzen nach oben.

❀ Heben Sie nun den Oberkörper etwas an und legen Sie die Hände an die Beckenschaufeln.

❀ Dann Bauch- und Beckenbodenmuskeln anspannen, den Nabel nach innen ziehen und den Rumpf zu einer Seite neigen. Die unterste Rippe nähert sich dabei dem Becken.

❀ Bleiben Sie 6 bis 10 Sekunden in dieser Position und atmen Sie natürlich weiter.

❀ Achten Sie darauf, dass der Kopf eine Linie mit der Wirbelsäule bildet und dass das Gesicht und das Brustbein nach oben zur Decke zeigen. Wechseln Sie langsam zur anderen Seite.

❀ Wiederholen Sie jede Seite 6- bis 10-mal.

DARAUF ACHTE ICH
Kopf und Wirbelsäule
bilden bei dieser Übung
eine Linie.

Workout 6

Starker Rücken, schlanke Taille – Intensive Übungen

Die Übungen in diesem Workout stabilisieren die gesamte Körpermitte und sorgen für eine schöne, schlanke Taille. Es werden vor allem die queren, die schrägen und die tiefen Bauchmuskeln gekräftigt.

Übung 1: Den Oberkörper seitlich anheben – schräger Crunch

DARAUF ACHTE ICH

Die Bauch- und Beckenbodenmuskeln anspannen, bevor der Oberkörper abgehoben wird.

🌸 Legen Sie sich auf den Rücken und stellen Sie die Beine auf. Legen Sie dann die Hände an den Kopf, sodass die Ellbogen nach außen zeigen, und legen Sie die Knie zur rechten Seite ab.

🌸 Aktivieren Sie, während Sie ausatmen, die Bauch- und Beckenbodenmuskeln und heben Sie Kopf und Schultern an, aber nur so weit, dass Rücken und Hinterkopf eine Linie bilden. Die unteren Rippen nähern sich dem Becken.

🌸 Mit dem Einatmen legen Sie sich wieder zurück, aber nur bis kurz über dem Boden.

🌸 Wiederholen Sie die Übung 15- bis 20-mal. Dann führen Sie die Übung mit der anderen Seite durch. Versuchen Sie 4 bis 6 Durchgänge.

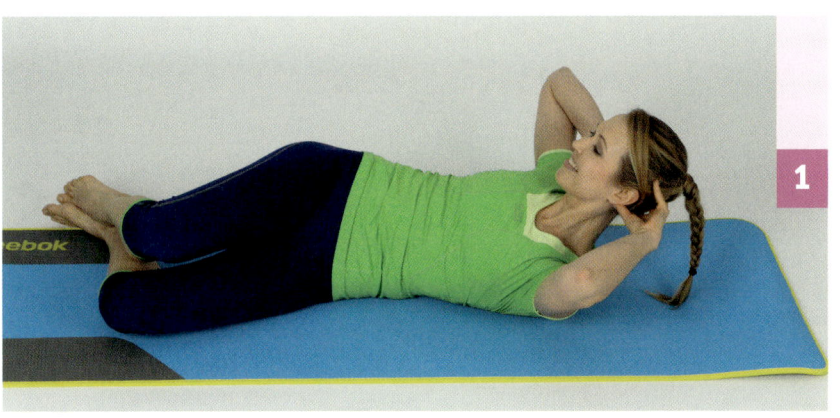

Übung 2: Seiten-Crunch mit gestreckten Beinen

🌸 Legen Sie sich auf die rechte Seite und halten Sie zunächst Rumpf und Beine in einer Linie.

🌸 Strecken Sie nun den unteren rechten Arm waagrecht nach vorn, wobei die Handfläche nach oben zeigt. Dann das obere linke Bein vor dem rechten auf dem Boden gestreckt ablegen.

🌸 Spannen Sie nun mit dem Ausatmen die Bauchmuskeln an und ziehen Sie den Nabel nach innen, heben Sie gleichzeitig den Kopf an und schauen Sie über die linke Hand hinweg in die Ferne.

🌸 Ziehen Sie die Rippen in Richtung Hüftknochen und führen Sie in dieser Position minimale Wippbewegungen aus.

🌸 Führen Sie 15 bis 20 Wiederholungen durch. Dann legen Sie sich bis kurz über dem Boden zurück.

🌸 Machen Sie 4 bis 6 Sätze, und führen Sie dann die Übung mit der anderen Seite durch.

DARAUF ACHTE ICH

Sie können den rechten Fuß direkt vor dem linken aufsetzen oder auch etwas weiter vorn.

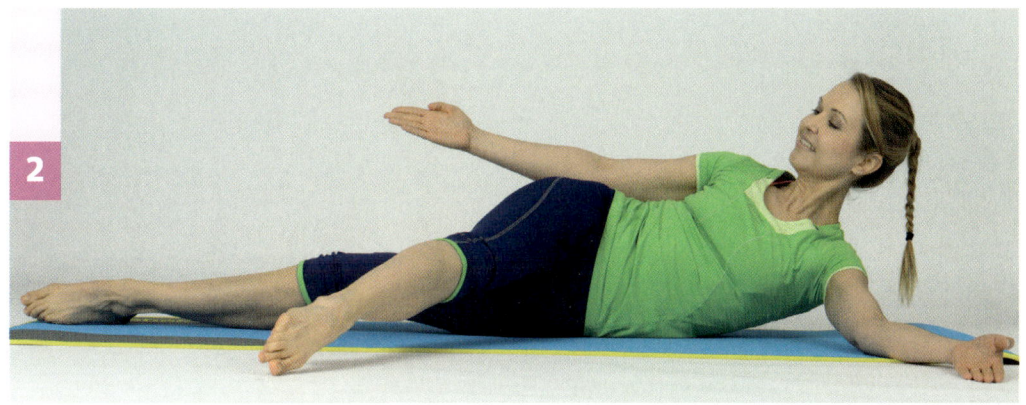

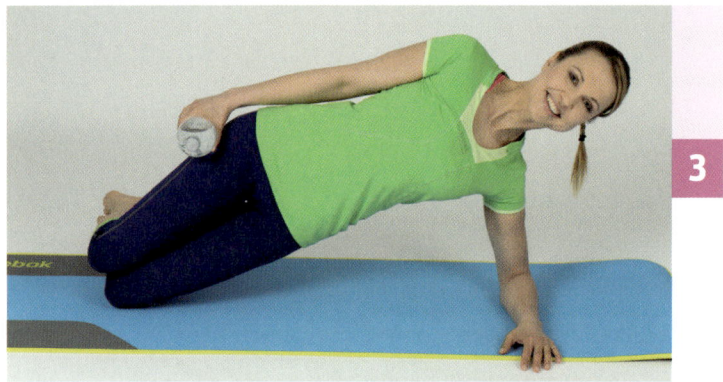

Übung 3: Seitlicher Crunch

DARAUF ACHTE ICH

Spannen Sie auch die Schultermuskeln an und stemmen Sie sich damit leicht hoch.

🌸 Legen Sie sich auf die rechte Seite und stützen Sie sich auf dem rechten Unterarm ab. Winkeln Sie die Beine etwas an, sodass die Unterschenkel nach hinten zeigen. Rumpf und Oberschenkel bilden dabei eine Linie.

🌸 Atmen Sie aus und heben Sie währenddessen Becken, Oberschenkel und Oberkörper an, und zwar in einer geraden Linie.

🌸 Ziehen Sie den Bauchnabel nach innen und halten Sie die Spannung 8 bis 12 Sekunden lang, dann den Oberkörper bis kurz vor dem Boden senken.

🌸 Führen Sie die Übung 4- bis 6-mal durch.

🌸 Dann wechseln Sie auf die andere Seite.

🌸 Wiederholen Sie die Übung auf jeder Seite 2- bis 4-mal.

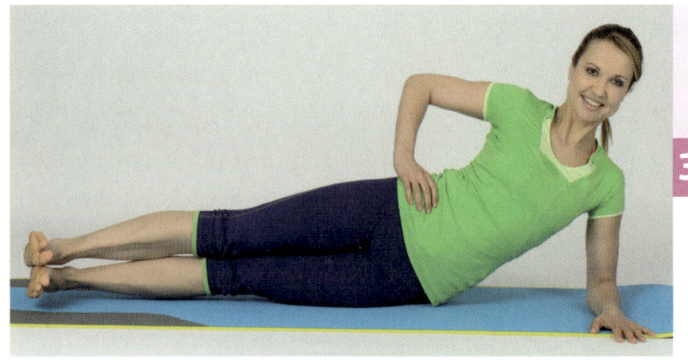

Variante

a) Die Übung wie oben durchführen, jedoch mit gestreckten Beinen.

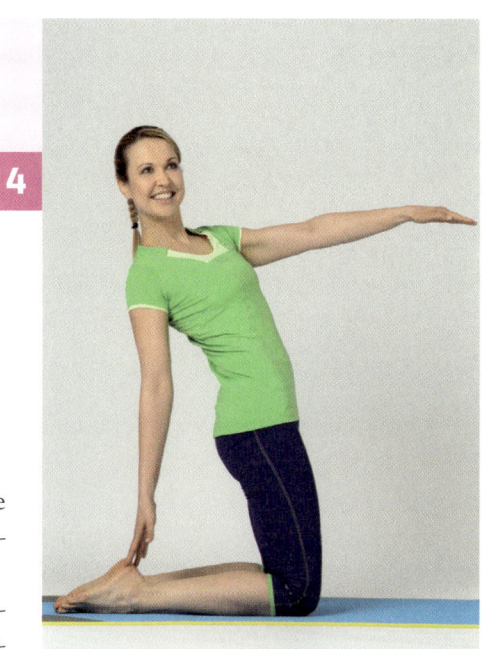

4

DARAUF ACHTE ICH
Unbedingt ein Hohlkreuz
vermeiden und den Bauch
gut anspannen!

Übung 4: Körpermitte kräftigen im Kniestand

🌸 Knien Sie sich auf eine dicke Matte oder auf eine zusammengelegte Decke. Strecken Sie dann zunächst beide Arme in Schulterhöhe nach vorn aus.

🌸 Dann die Gesäß- und Bauchmuskeln anspannen, den Nabel nach innnen ziehen und den Oberkörper mit gerader Wirbelsäule ein wenig nach hinten neigen und etwas nach links drehen.

🌸 Dann die linke Hand in Richtung Ferse oder schräg nach hinten-unten ziehen. Diese Spannung 8 bis 12 Sekunden halten, dann langsam nach rechts drehen und die Bauchspannung beibehalten. Dabei die Arme wechseln.

🌸 Jede Seite 6- bis 10-mal wiederholen.

DARAUF ACHTE ICH

Dehnen Sie zwischendurch
immer wieder einmal nach eigenem
Gutdünken den Bauchmuskel,
indem Sie z. B. in der Rückenlage
die Beine aufstellen und das
Becken anheben.

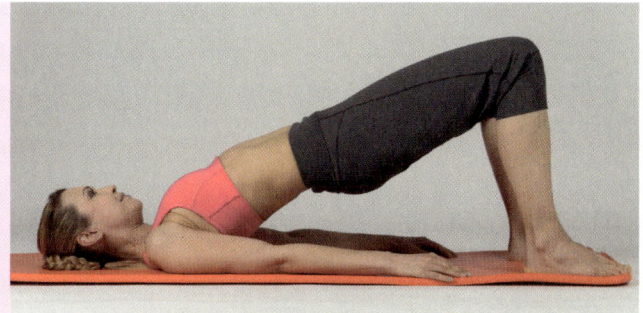

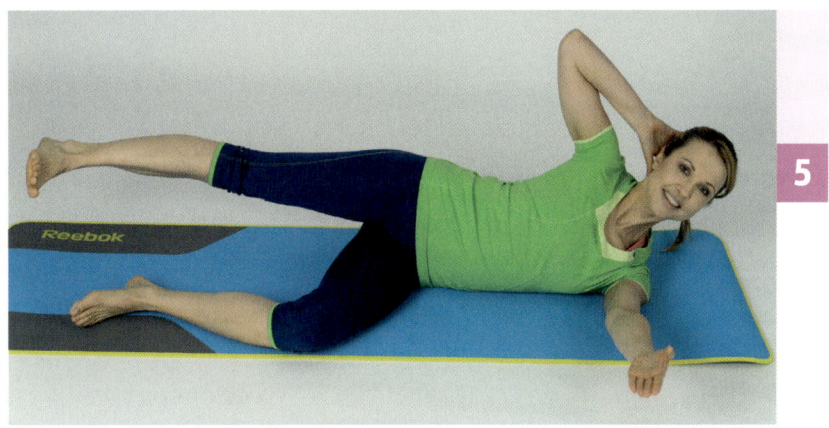

Übung 5: Seitenlage – Bein zu Ellbogen

🌸 Nehmen Sie eine gestreckte Seitenlage ein und strecken Sie den unteren Arm in Schulterhöhe nach vorn.

🌸 Ziehen Sie nun das untere Knie etwas hoch, sodass Sie stabiler liegen.

🌸 Legen Sie die obere Hand an den Hinterkopf oder die Kopfseite. Dann beim Ausatmen den Nabel nach innen ziehen, den Bauch anspannen und Oberkörper und Kopf gleichzeitig mit dem gestreckten oberen Bein anheben, sodass diese Körperseite eine Linie bildet.

🌸 Die Spannung 8 bis 12 Sekunden anhalten, dann bis kurz über dem Boden zurücklegen.

🌸 Die Übung 4- bis 6-mal wiederholen. Dann auf die andere Seite wechseln.

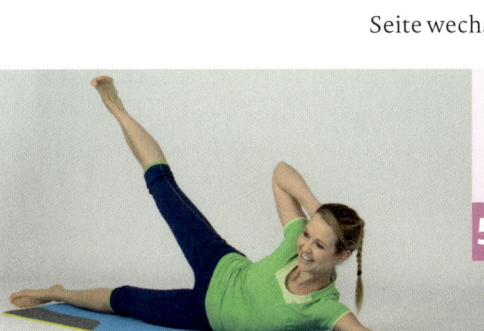

Varianten

a) Wenn Oberkörper und oberes Bein bis in die Waagrechte angehoben sind, kleine minimale Wippbewegungen auf und ab machen.

b) Das Bein ganz hoch heben und versuchen, mit dem Ellbogen das Bein zu erreichen.

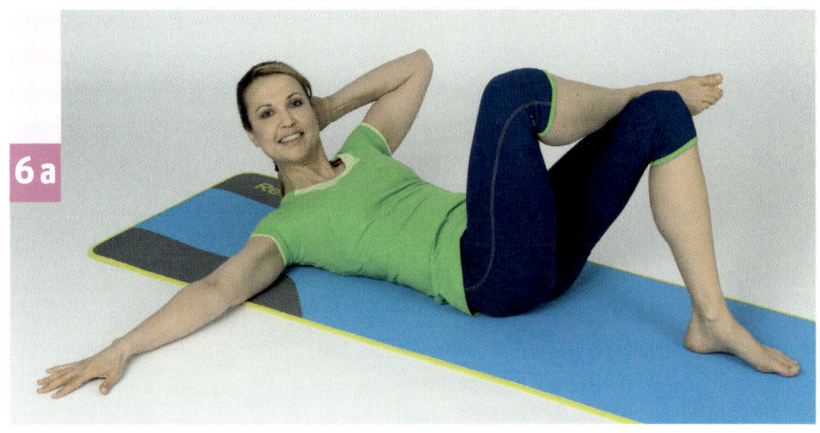

Übung 6: Schräger Crunch, schräge Bauchmuskeln

🌸 Legen Sie sich auf den Rücken und stellen Sie die Beine auf. Ziehen Sie die Fußspitzen nach oben und legen Sie den rechten Arm in Verlängerung der Schulter waagrecht zur Seite.

🌸 Den anderen Arm im Ellbogengelenk beugen und die linke Hand an den Hinterkopf legen.

🌸 Nun die Bauchmuskeln gut anspannen, Kopf, Ellbogen und linke Schulter etwas vom Boden anheben und den Oberkörper leicht nach rechts drehen.

🌸 Die linke Schulter diagonal in Richtung Knie ziehen. Halten Sie die Spannung 8 bis 12 Sekunden an, dann bis kurz über dem Boden zurücklegen.

🌸 Wiederholen Sie die Übung 4- bis 6-mal und wechseln Sie dann auf die andere Seite.

DARAUF ACHTE ICH
Der Kopf liegt auf der Hand, nicht an ihm ziehen. Die obere Schulter (!) in Richtung Knie bewegen.

Variante
a) Die Übung wie oben durchführen, jedoch zu Beginn den rechten Fuß auf das linke Knie legen.

Workout 7

Bauch-, Rücken-, Spezial- und Ganzkörper-Spannungsübungen

Diese Übungen haben es in sich. Sie sind weniger am Anfang Ihres Trainings geeignet, sondern erst nachdem Sie schon etwas Übung haben. Mit diesem Workout aktivieren Sie die Bauch- und Rumpfmuskeln gleichermaßen. Dadurch wird der ganze Körper stabilisiert und den Fettdepots zu Leibe gerückt. Die Übungen sorgen für eine Entlastung der Lendenwirbelsäule und helfen gegen Rückenprobleme.

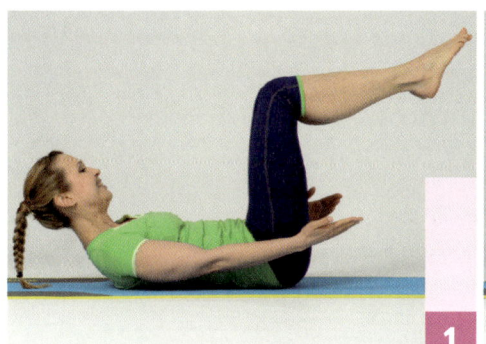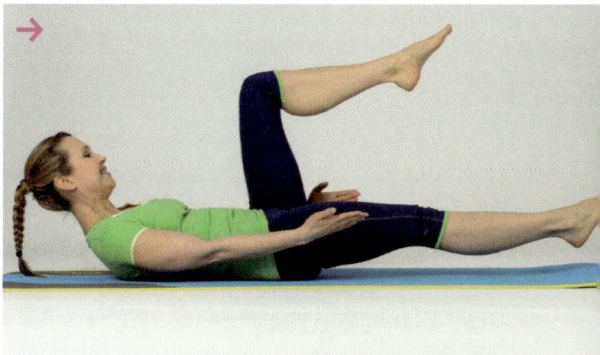

1

Übung 1: Bauch anspannen mit Beinkick

DARAUF ACHTE ICH
Halten Sie während der ganzen Übung den unteren Rücken mit Hilfe der Bauchmuskeln auf dem Boden.

FÜR SEHR GUT GEÜBTE
Legen Sie sich nicht ganz zurück, sondern nur bis kurz über dem Boden und wiederholen Sie die Übung 6- bis 8-mal.

🌸 Legen Sie sich auf den Boden und heben Sie beide Beine im rechten Winkel an, sodass sich die Unterschenkel parallel zum Boden befinden.

🌸 Dann den Kopf und beide Arme neben dem Körper etwas anheben, während die Handflächen nach oben zeigen.

🌸 Spannen Sie den Bauch gut an und bewegen Sie die Arme minimal in dynamischen Bewegungen auf und ab. Gleichzeitig das rechte und das linke Bein im Wechsel strecken, indem Sie jeweils die Ferse des sich bewegenden Beines in der Luft nach vorn schieben.

🌸 Die Übung für jedes Bein 4- bis 8-mal ausführen. Dann kurz zurücklegen und entspannen.

🌸 Führen Sie insgesamt 4 bis 6 Wiederholungen durch.

86

Übung 2: Beckenlift für die tiefen Bauchmuskeln und den unteren Rücken

Die Beckenliftübungen sind sehr gut für die tiefen Bauchmuskeln und den Rücken. Deshalb sollten Sie die Übungen oft durchführen. Am Anfang sind sie nicht ganz einfach, aber mit der Zeit geht es immer besser.

🌸 Legen Sie sich auf den Boden und strecken Sie die Arme in Schulterhöhe zur Seite. Die Handflächen zeigen dabei nach oben.

🌸 Heben Sei dann beide Beine nach oben an und überkreuzen Sie die Fußgelenke. Jetzt die Bauchmuskeln anspannen, den Nabel nach innen ziehen und das Gesäß ohne Schwung (!) für 2 bis 4 Sekunden vom Boden anheben und in Richtung Zimmerdecke drücken.

🌸 Wiederholen Sie die Übung 10- bis 20-mal. Achten Sie darauf, dass Sie die Beine senkrecht auf und ab und nicht nach vorn und hinten bewegen.

🌸 Diese Übung erreicht die tiefen unteren Bauchmuskeln.

DARAUF ACHTE ICH
Bewegen Sie die Beine nur senkrecht auf und ab und ziehen Sie sie nicht nach vorn oder hinten.

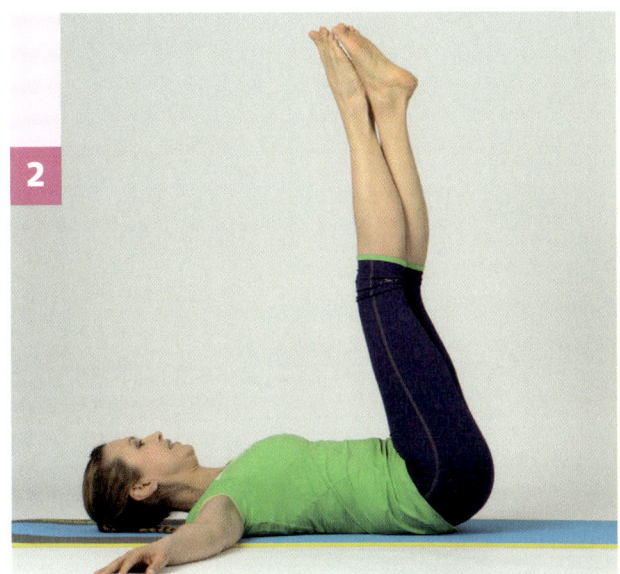

Varianten
a) Die Hände unter dem Kopf verschränken.
b) Die Beine etwas anwinkeln und die Arme nach hinten strecken.

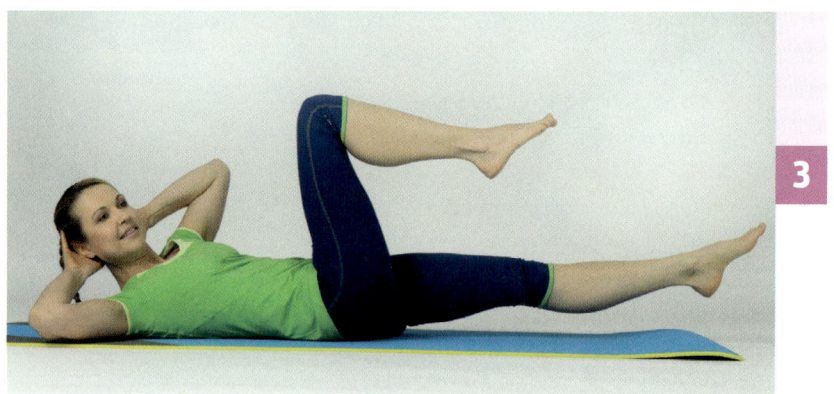

Übung 3: Bauch- und Knie-Twist

DARAUF ACHTE ICH
Nicht am Kopf ziehen.
Kopf und Rumpf bilden
eine Linie.

🌀 Legen Sie sich auf den Boden und ziehen Sie die Beine im 90°-Winkel zum Bauch. Dann legen Sie beide Hände hinter den Kopf. Die Ellbogen zeigen dabei nach außen.

🌀 Heben Sie nun Kopf und Schultern ein wenig an und ziehen Sie den Bauchnabel unter Spannung nach innen. Dann den rechten Ellbogen und das linke Knie aufeinander zu bewegen, gleichzeitig das linke Bein etwas über dem Boden mit der Ferse nach vorn schieben.

Übung 4: Ganzkörper-Spannungsübung im Vierfüßlerstand

🌀 Begeben Sie sich in den Vierfüßlerstand (auf Hände und Knie).

🌀 Die Hände befinden sich unter den Schultern, und die Fingerspitzen zeigen ein klein wenig nach innen. Die Ellbogen sind leicht gebeugt. Die Knie stehen unter den Hüften.

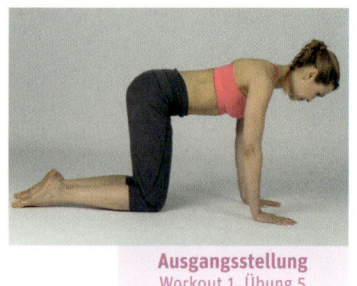

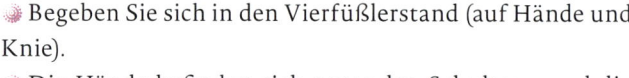
Ausgangsstellung
Workout 1, Übung 5

🌀 Stellen Sie dann die Fußspitzen auf und spannen Sie die Bauch- und Beckenbodenmuskeln kräftig an. Spannen Sie auch die Hände und Knie an, als ob Sie diese zueinanderschieben wollten.

❀ Heben Sie dann beim Ausatmen die Knie etwa 10 cm vom Boden ab. Atmen Sie jetzt normal weiter, behalten Sie die gesamte Muskelspannung bei und bewegen Sie die Knie in Minibewegungen 10- bis 20-mal auf und ab. Setzen Sie dann kurz ab.

❀ Führen Sie 6 bis 8 Wiederholungen durch. Achten Sie darauf, dass der Blick immer nach unten bzw. in Richtung Knie gerichtet ist.

❀ Diese Übung aktiviert alle die Wirbelsäule stützenden Muskeln und drängt Bauchpölsterchen zurück.

Varianten

a) Wenn die Handgelenke schmerzen, kann diese Übung auch aus dem Unterarmstütz geübt werden.

b) **Steigerung**: Knie leicht anheben, dann jeweils einen Fuß anheben.

DARAUF ACHTE ICH
Während der Übung die Bauch- und möglichst auch Beckenbodenspannung gut halten.

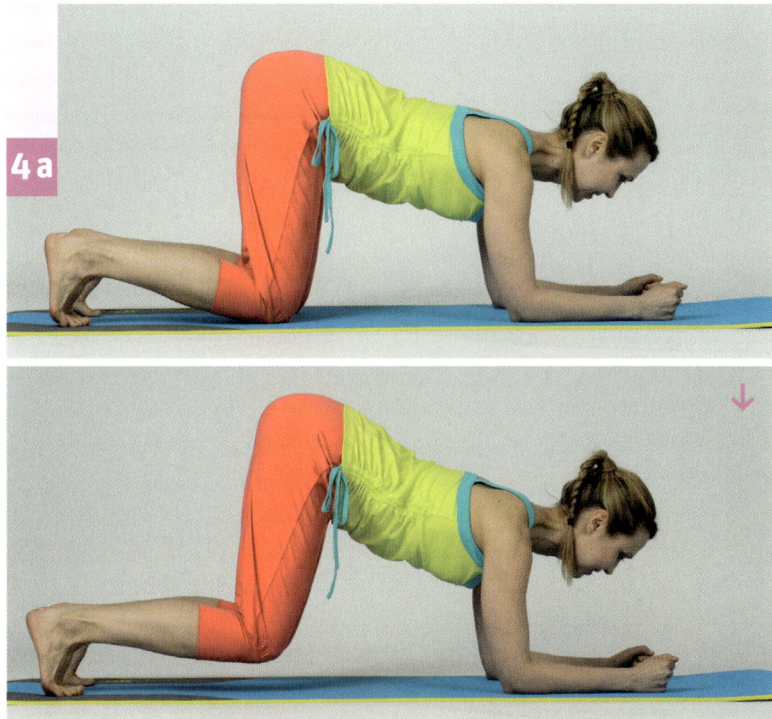

Übung 5: Gesundheitsliegestütz und richtiger Liegestütz; Stabilisierung des ganzen Körpers

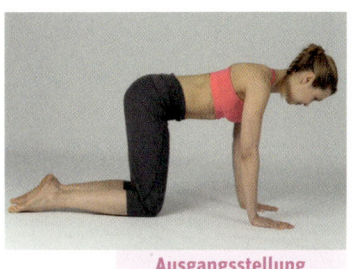

Ausgangsstellung
Workout 1, Übung 5

Diese Übung gibt es in verschiedenen Varianten: Wir beginnen zunächst mit der etwas leichteren, aber ebenfalls wirkungsvollen Übung. Sie wird auch Gesundheitsliegestütz genannt und kommt aus der *Rückenschule*:

🌸 Gehen Sie dazu in den Vierfüßlerstand (auf Händen und Knien).
🌸 Heben Sie die Unterschenkel hinten an und überkreuzen Sie die Fußgelenke. Dann die Schultern stabilisieren und in Richtung Gesäß ziehen.
🌸 Die Bauch- und Beckenbodenmuskeln gut anspannen, dann die Ellbogen langsam beugen und strecken. Senken Sie den Rumpf und drücken Sie ihn bewusst hoch.

DARAUF ACHTE ICH
Achten Sie darauf, dass der Rücken die ganze Zeit gerade bleibt. Die Kraft kommt vor allem aus den Bauchmuskeln.
Den Atem fließen lassen.

Variante
a) Die Übung wird aus der gestreckten Liegestützstellung heraus durchgeführt. Bitte nur ausführen, wenn Sie den Rücken so stabilisieren können, dass er gerade bleibt und nicht durchhängt.

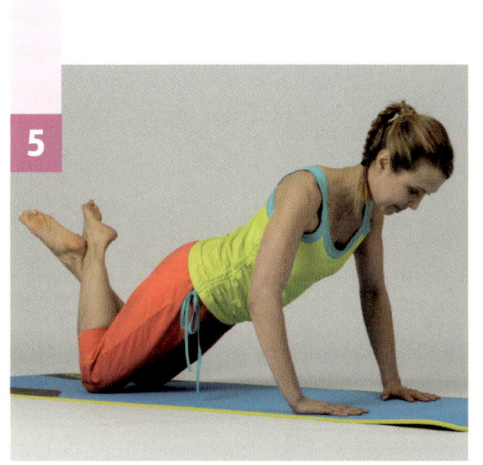

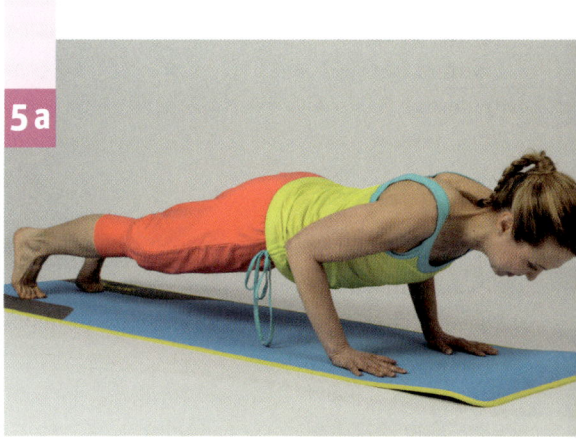

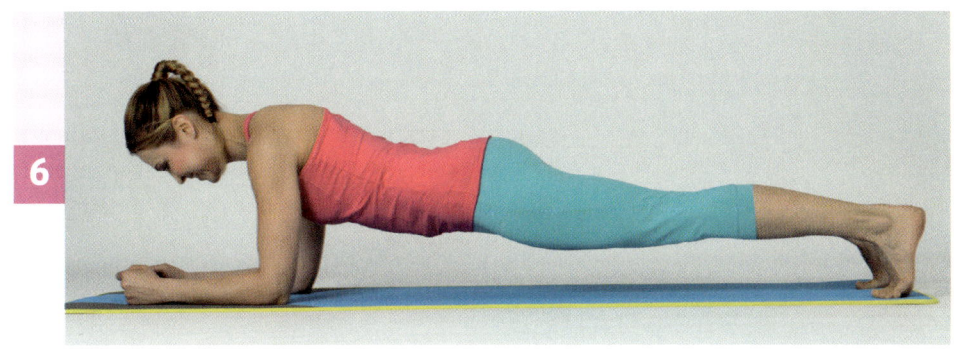

6

Übung 6: Ganzkörper-Spannungsübung – eine Linie bilden

Mit dieser intensiven Übung trainieren Sie alles: Schultern, Arme, Bauch, Rücken, Po und Beine.

🌸 Legen Sie sich mit dem Bauch nach unten auf den Boden und stützen Sie dann die Unterarme und die Fußspitzen auf. Die Ellbogen befinden sich unterhalb der Schultern.

🌸 Spannen Sie nun die Bauch- und Beckenbodenmuskeln an und ziehen Sie den Bauchnabel nach innen. Dabei auch den Po anspannen.

🌸 Dann den Körper vom Boden anheben, bis Rumpf und Beine eine Linie bilden. Der Blick ist nach unten gerichtet.

🌸 Diese Spannung 10 bis 15 Sekunden halten und den Atem ruhig fließen lassen.

🌸 Nun zuerst die Knie absetzen, dann den ganzen Körper. Wiederholen Sie die Übung 6- bis 10-mal.

DARAUF ACHTE ICH
Die Spannung in der gesamten Körpermitte gut halten.

Varianten

a) Aus der oben beschriebenen Ausgangsstellung im Wechsel das rechte und linke Bein etwas anheben, die Spannung halten, dann wieder absetzen.

b) **Anspruchsvoll:** Ausgangsstellung wie oben: Schieben Sie sich aus den Fußgelenken heraus langsam nach vorn und wieder zurück. Die Körperspannung soll dabei erhalten bleiben. Führen Sie die Übung 5- bis 10-mal durch.

Übung 7: Für einen starken Rücken – Topübungen

🌸 Legen Sie sich auf den Bauch und stellen Sie die Zehen mit hüftbreit geöffneten Beinen auf.

🌸 Die Arme liegen in U-Haltung neben dem Kopf. Beide Daumen zeigen nach oben.

🌸 Drücken Sie nun die Zehen und das Schambein in den Boden und spannen Sie beim Ausatmen die Bauch-, Beckenboden- und Gesäßmuskeln kräftig an.

🌸 Dann Kopf, Arme und Schultern einige Zentimeter vom Boden anheben. Der Kopf bleibt in Verlängerung der Wirbelsäule mit der Stirn nach unten, die Schulterblätter bewegen sich in Richtung Wirbelsäule und Gesäß.

🌸 Diese Position 10 bis 15 Sekunden aushalten, dann kurz zurücklegen. Führen Sie 6 bis 10 Wiederholungen durch.

DARAUF ACHTE ICH

Der Kopf bleibt in Verlängerung der Wirbelsäule. Die Stirn zeigt nach unten.

Varianten

a) Aus der oben beschriebenen Position heraus beim Ausatmen einen Arm nach vorn strecken. Mit dem Einatmen den Arm wieder zurückziehen. Beim Ausatmen den anderen Arm nach vorn strecken. Die Übung für jeden Arm 4- bis 8-mal wiederholen.

b) Aus der oben beschriebenen Position heraus (Kopf und Arme sind leicht angehoben) strecken Sie beim Ausatmen einen Arm nach vorn, den anderen nach hinten. Die Arme 6- bis 10-mal wechseln, indem Sie sie seitlich am Körper vorbeiziehen, ähnlich wie beim Kraulen.

c) **Anspruchsvoll:** Aus der angehobenen Position heraus den Oberkörper mit den U-förmig gehaltenen Armen zur rechten Seite bewegen. Der Kopf bleibt in Verlängerung des Körpers, die Stirn zeigt nach unten. Die Position 6 bis 10 Sekunden halten, dann zur anderen Seite übergehen. Wiederholen Sie jede Seite 4- bis 6-mal.

Wer es noch schwerer haben möchte, der kann die Beine etwas anheben.
Auch anstrengend ist es, ein Gewicht oder eine Wasserflasche in den Händen zu halten.

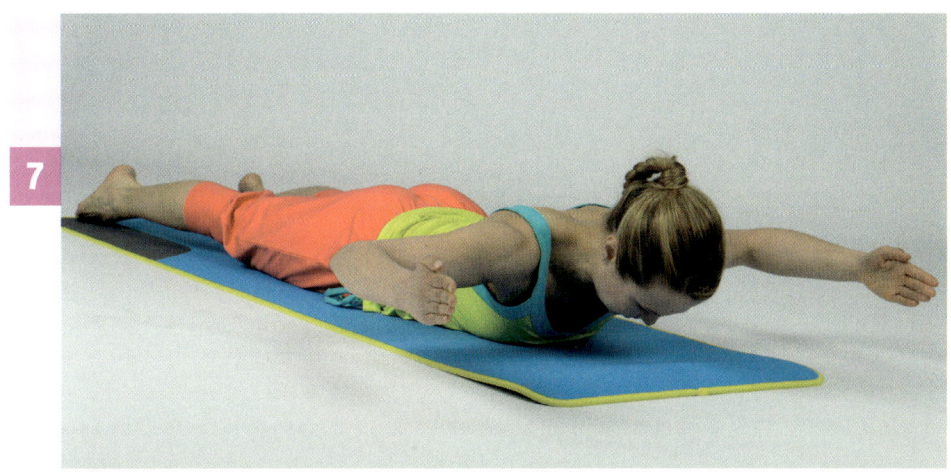

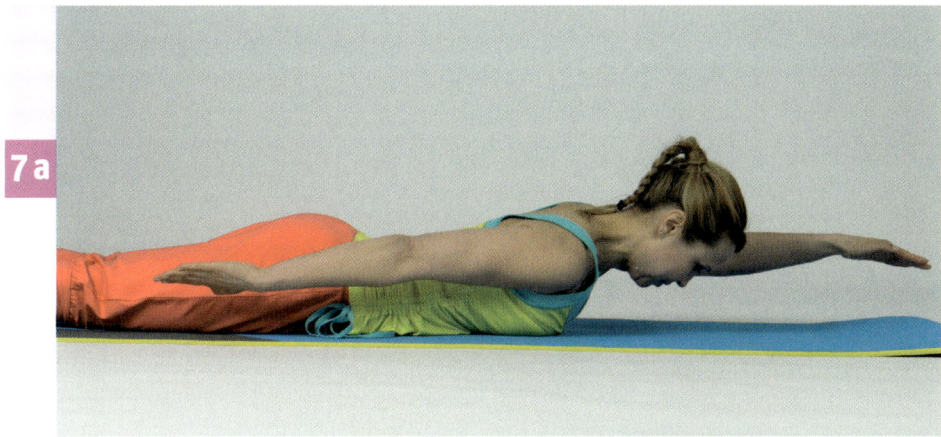

DARAUF ACHTE ICH
Den Oberkörper eher
nach vorn als nach oben strecken.
Schaffen Sie dabei Länge
im Rücken.

Workout 8

Kraft und Kalorienverbrennung mit dem Gymnastikband

Das Gymnastikband wird auch als das kleinste Fitness-Studio der Welt oder das preiswerteste Fitnessgerät bezeichnet. Es verstärkt alle Übungen, bringt in kurzer Zeit mehr Kraft und Beweglichkeit und verstärkt die Kalorienverbrennung erheblich. Interessant am Gymnastikband ist sein elastisches Zugverhalten. Das Gymnastikband lässt sich auch problemlos im Büro für die Übung zwischendurch verwenden.

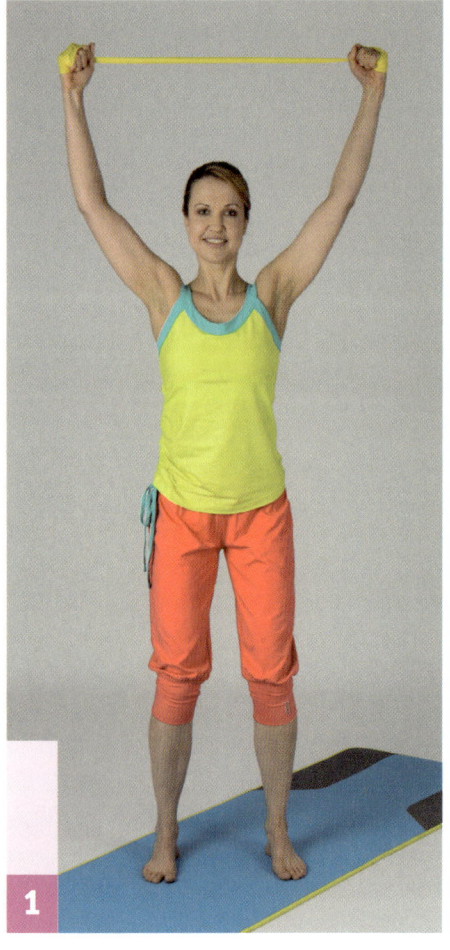

Übung 1: Kalorienverbrennung und Kräftigung der Haltemuskeln

🌸 Nehmen Sie das Gymnastikband zwischen beide Hände und wickeln Sie es so um die Hände, dass es in leichter Vorspannung ist.

🌸 Die Ellbogen sind leicht angewinkelt und die Hände vor dem Brustkorb etwas mehr als schulterbreit auseinander.

🌸 Gehen Sie dann auf der Stelle, ziehen Sie dabei das Band mit beiden Händen 10- bis 20-mal auseinander und lassen Sie es wieder los, zuerst nur waagrecht, dann aber auch diagonal und in alle möglichen Richtungen.

🌸 Hier sind Ihrer Kreativität keine Grenzen gesetzt. So können Sie das Band auch über dem Kopf oder hinter dem Rücken einige Male auseinanderziehen. Vergessen Sie nicht, dabei leicht zu gehen.

Variante
a) Die Übung durchführen, während Sie auf einem Pezziball oder einem kleinen Trampolin leicht hüpfen.

1b

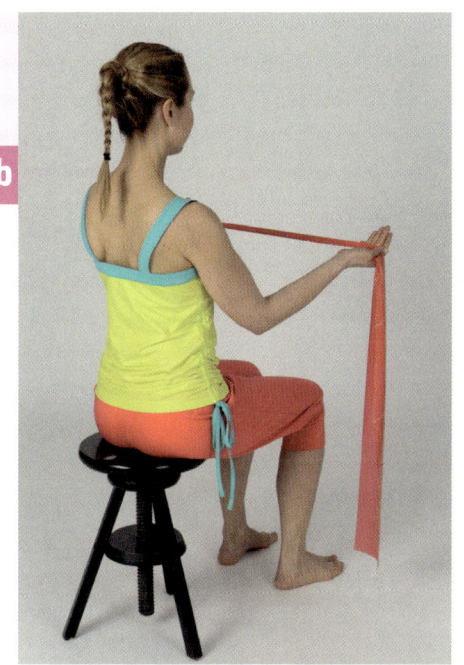

b) Auch im Sitzen können Sie das Gymnastikband so um die Hände wickeln, dass die Handflächen bei waagrecht gehaltenen Unterarmen in der Endstellung nach oben zeigen. Das Band ist zwischen den Händen gespannt. Dann die Unterarme 10- bis 20-mal in kleinen Bewegungen nach außen und innen bewegen.

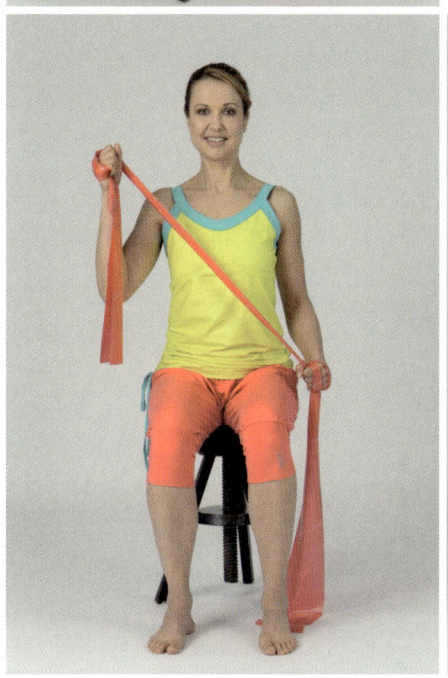

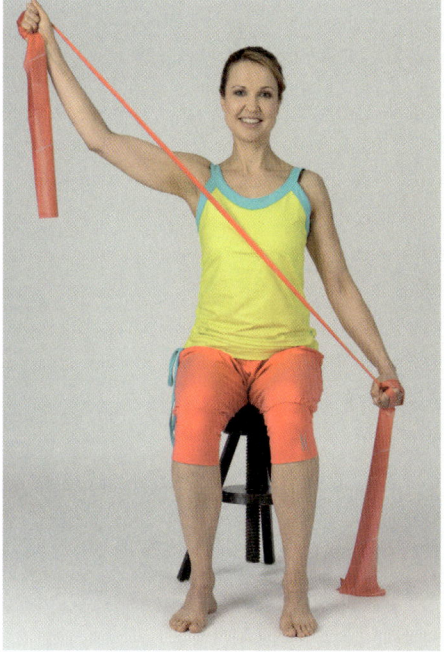

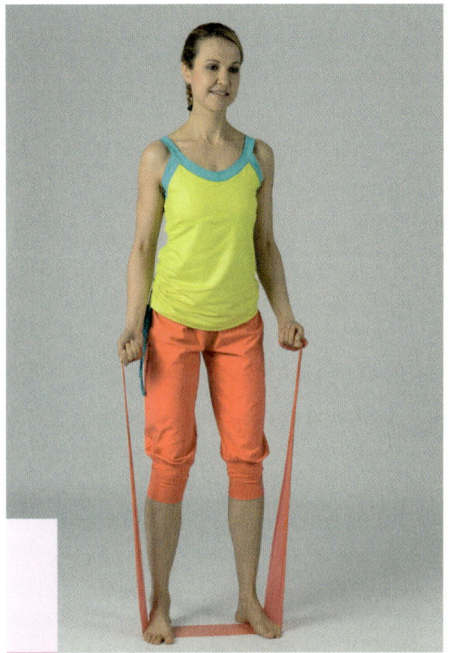

2

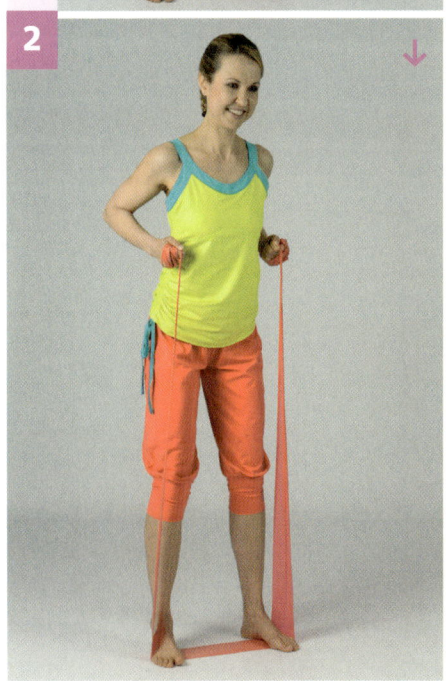

Übung 2: Gymnastikband nach oben ziehen – Ganzkörper-Kräftigungsübung

❧ Stellen Sie sich mit beiden Füßen und leicht gebeugten Knien etwa hüftbreit auf die Mitte des Elastikbandes und halten Sie die Enden rechts und links mit den Händen fest.

❧ Der Oberkörper befindet sich in leichter Vorneige, die Arme sind in den Ellbogen etwas gebeugt.

❧ Wickeln Sie das Band so um die Hände, dass es sich in Vorspannung befindet.

❧ Spannen Sie zuerst die Bauch- und Beckenbodenmuskeln an und ziehen Sie dann im Wechsel den rechten und linken Ellbogen am Oberkörper vorbei nach hinten oben.

❧ Die Schulterblätter dabei in Richtung Gesäß und an die Wirbelsäule ziehen. Die Schultern nicht hochziehen.

❧ Wiederholen Sie jede Seite 8- bis 12-mal.

Varianten
a) Beide Ellbogen gleichzeitig schräg nach hinten oben ziehen. Das stärkt die Rückenmuskeln und verhilft zu einer guten Haltung.
b) Sie können die Band-Enden auch über Kreuz fassen.
c) Sie können die Übung auch im Sitzen ausführen. Setzen Sie sich dazu auf die Mitte des Gymnastikbands und halten Sie die Enden wie oben in den Händen.

Übung 3: Gute Haltung im Sitzen stabilisieren, Sonnenaufgang

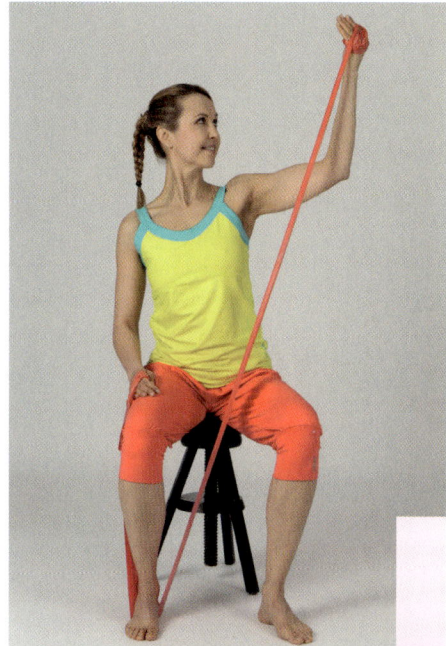

🌼 Setzen Sie sich aufrecht auf das vordere Drittel eines (Schreibtisch-) Stuhls.

🌼 Setzen Sie den rechten Fuß auf ein Gymnastikbandende und fixieren Sie es. Wickeln Sie das andere Ende um die linke Hand und versetzen Sie es in Vorspannung.

🌼 Ziehen Sie den Nabel nach innen und führen Sie dann den linken Arm gegen den Widerstand des Bandes nach links hinten oben.

🌼 Wiederholen Sie die Übung 8- bis 12-mal, wechseln Sie dann die Seite.

🌼 Am Schluss der Übung ziehen Sie das Gymnastikband mit einer Hand noch einmal schräg nach oben und halten diese Position etwa 6 bis 10 Sekunden lang. Erspüren Sie dann die Dehnung in der jeweiligen Seite.

🌼 Wechseln Sie die Seite 2- bis 4-mal.

Variante

a) Beugen Sie sich dieses Mal nach vorn und stützen Sie sich mit dem rechten Unterarm auf dem rechten Oberschenkel ab. Ein Gymnastikbandende liegt unter dem rechten Fuß, das andere nehmen Sie in die rechte Hand und führen es im großen Bogen (*aufgehende Sonne*) gegen den Bandwiderstand diagonal nach rechts oben in Richtung Decke. Blicken Sie dem Band hinterher. Führen Sie die Übung auf jeder Seite 8- bis 12-mal aus.

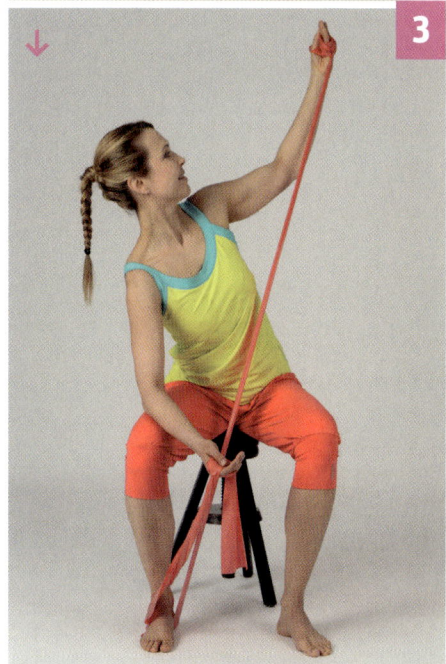

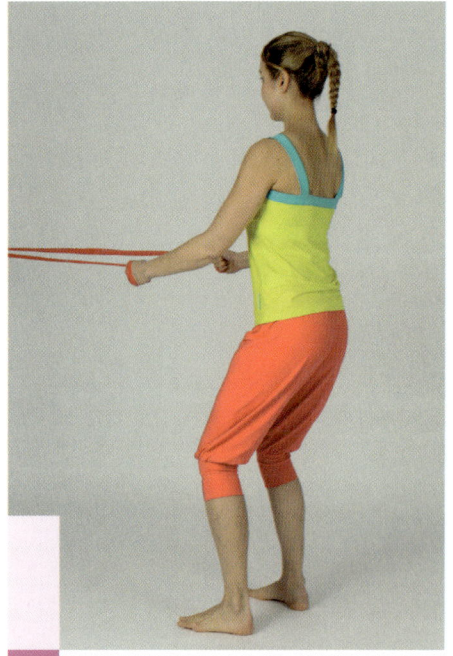

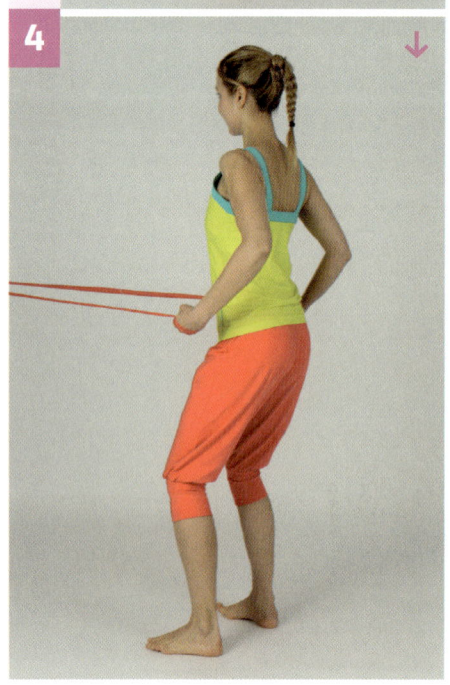

Übung 4: Ausgezeichnet für die Kräftigung der Schulterblatt-Stabilisatoren

Diese Übung können Sie auch zwischendurch im Büro ausführen. Nach langen Sitzperioden stärkt sie ausgezeichnet den Rücken.

🌸 Stellen Sie sich mit hüftbreit geöffneten Beinen vor eine Tür, legen Sie das Gymnastikband um einen Türgriff und halten Sie die Enden des Bandes vor dem Brustkorb fest.

🌸 Die Knie sind etwas gebeugt, und die Arme nach vorn gestreckt.

🌸 Spannen Sie dann die Bauchmuskeln an, ziehen Sie den Nabel nach innen oben, gleichzeitig die Hände waagrecht zurück in Richtung Körper sowie die Schulterblätter zur Wirbelsäule und nach unten.

🌸 Halten Sie die Spannung 6 bis 10 Sekunden an, lassen Sie dann los und strecken Sie die Arme wieder.

🌸 Wiederholen Sie die Übung 6- bis 10-mal.

Variante

a) Die Übung wie oben durchführen, jedoch die Hände, Ellbogen und Unterarme in Schulterhöhe zurückziehen.

DARAUF ACHTE ICH
Konzentrieren Sie sich besonders auf das Heranziehen der Schulterblätter zur Wirbelsäule.

Übung 5: Russian-Twist mit dem Gymnastikband

Eine schöne, effektive Übung für die geraden und schrägen Bauchmuskeln.

🌸 Setzen Sie sich aufrecht auf den Boden und legen Sie das Gymnastikband um beide Fußsohlen. Ober- und Unterschenkel stehen etwa im 90°-Winkel.

🌸 Die Bandenden mit beiden Händen in Vorspannung vor der Brust halten.

🌸 Drehen Sie dann den Oberkörper zur rechten Seite. Die Hände und das Gymnastikband gehen dabei mit, der Kopf bleibt nach vorn gerichtet.

🌸 Halten Sie die Spannung 6 bis 10 Sekunden lang. Dann bewegen Sie sich ganz langsam zur linken Seite. Die Spannung halten.

🌸 Die Übung auf jeder Seite 6- bis 10-mal durchführen. Lassen Sie dabei den Atem fließen.

Variante
a) Die Bewegung fließend nach rechts und links ausführen (dynamisch).

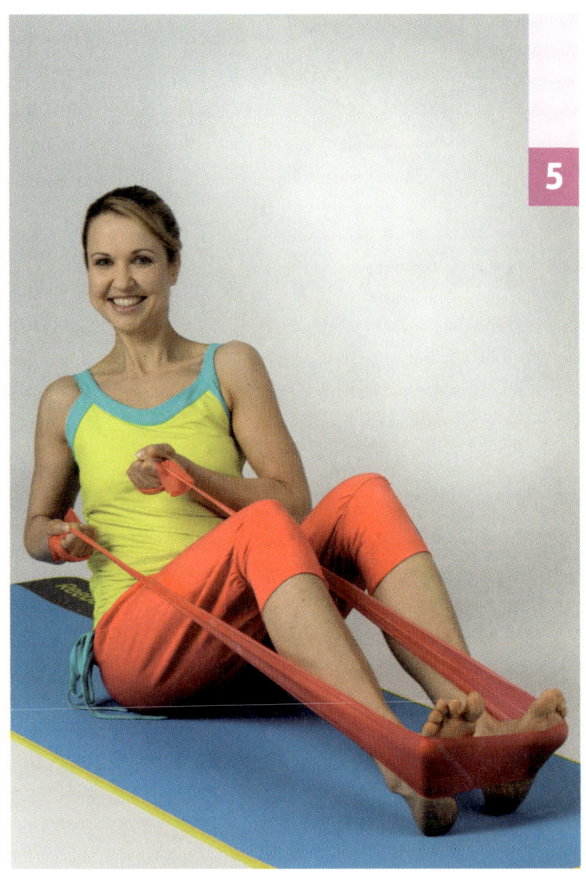

DARAUF ACHTE ICH
Achten Sie darauf, den Rücken aufrecht zu halten und die Schultern nicht hochzuziehen.

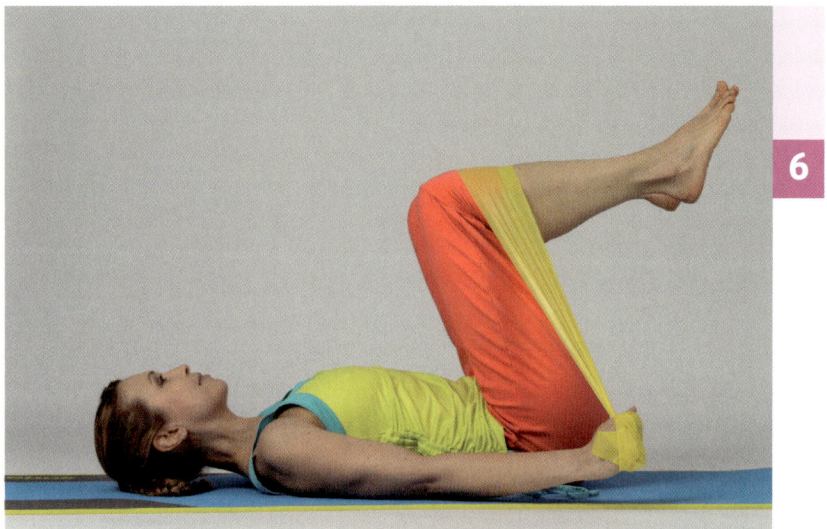

Übung 6: Sehr gute Bauchmuskelübung, Knie nach oben drücken

DARAUF ACHTE ICH
Die Knie nicht einfach nach vorn ziehen, sondern senkrecht nach oben schieben.

🌸 Legen Sie sich auf den Boden und ziehen Sie die Knie zum Bauch. Legen Sie das Gymnastikband über die Unterschenkel unterhalb der Knie und halten Sie die Enden am Boden fest.

🌸 Die Arme liegen leicht gebeugt auf dem Boden neben dem Körper. Das Band ist vorgespannt.

🌸 Spannen Sie dann Bauch und Beckenboden an, ziehen Sie den Nabel nach innen oben und drücken Sie die Knie gegen den Bandwiderstand senkrecht nach oben. Der Po hebt sich dabei ab. Atmen Sie beim Hochdrücken aus.

🌸 Dann 2 bis 6 Sekunden diese Spannung halten und weiteratmen.

🌸 Führen Sie 4 bis 8 Wiederholungen durch.

Das Gymnastikband hemmt die Bewegung und verlangt mehr Kraft. Es lässt sich problemlos und überall einsetzen. Und vor allem: Das Gymnastikband ist sowohl für Anfänger wie für Geübte geeignet. Wer es besonders anstrengend haben möchte, kann das Band doppelt nehmen.

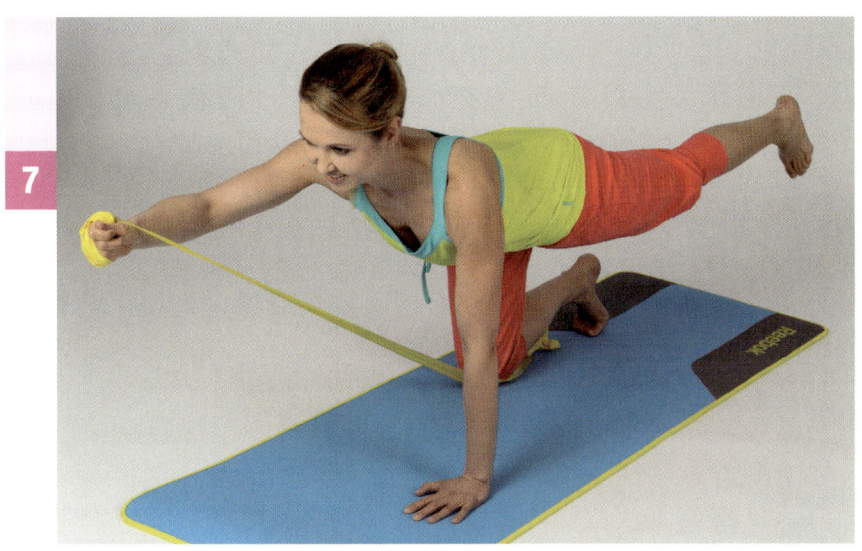

Übung 7: Den Rücken im Vierfüßlerstand stabilisieren

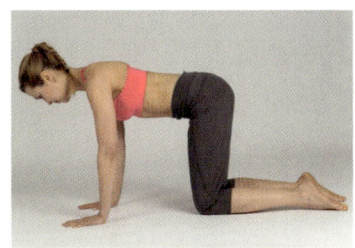

Ausgangsstellung
Workout 1, Übung 5

🌸 Begeben Sie sich in den Vierfüßlerstand und wickeln Sie die Enden eines Gymnastikbandes um eine Hand und knien Sie sich mit dem Knie (auch diagonal) auf das andere Ende des Gymnastikbandes.

🌸 Dann die Hände mit dem Gymnastikband etwa unter den Schultern aufsetzen, sodass das Band in einer Vorspannung ist. Der Rücken ist dabei gerade, die Stirn zeigt nach unten.

🌸 Spannen Sie dann die Bauchmuskeln an und heben Sie einen Arm gegen den Widerstand des Bandes schräg nach oben an.

🌸 Die Spannung 6 bis 10 Sekunden halten. Dann diese Hand aufsetzen und mit dem anderen Arm üben.

🌸 Wiederholen Sie die Übung für jede Seite 6-bis 10-mal.

DARAUF ACHTE ICH
Erspüren Sie die Kräftigung
im Bauchbereich.

101

Workout 9

Übungen am Schreibtisch

Viele sitzen täglich acht Stunden oder länger am Schreibtisch. Von Stunde zu Stunde ermüden die Muskeln mehr und mehr. Die Sitzposition wird lasch, und irgendwann hängen wir nur noch in den Bändern.

Gönnen Sie sich ab und zu eine kleine Übungspause, um schwache Muskeln zu kräftigen und verspannte zu dehnen.

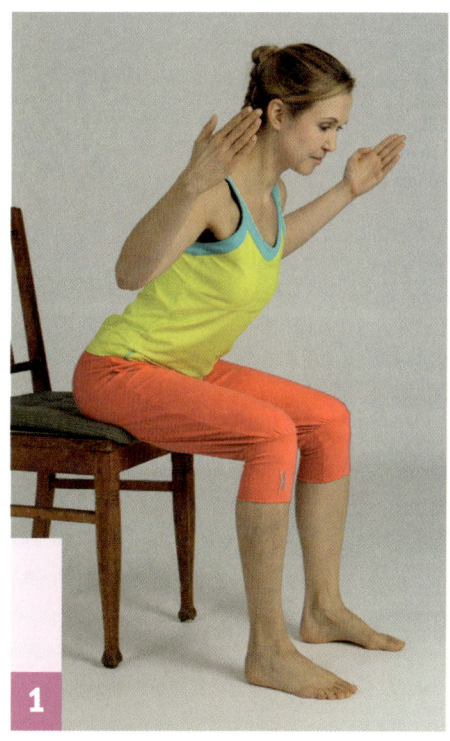

Übung 1: Vorbeuge mit geradem Rücken

Dies ist eine schöne Übung zur Kräftigung der Rückenmuskulatur.

🌼 Setzen Sie sich dafür auf den vorderen Teil des Stuhls, die Füße hüftbreit auf dem Boden stehend im 90°-Winkel.

🌼 Bilden Sie mit Ihren Armen eine U-Form, indem die Daumen nach hinten zeigen. Ihre Ellbogen sollten auf Schulterhöhe sein.

🌼 Dann neigen Sie Ihren Oberkörper nach vorn, halten Sie für etwa fünf Sekunden die Position und gehen Sie dann wieder in die Ausgangsposition zurück.

🌼 Diese Übung sollten Sie 3- bis 5-mal wiederholen.

DARAUF ACHTE ICH
Halten Sie die Schulterblätter
nah bei der Wirbelsäule.

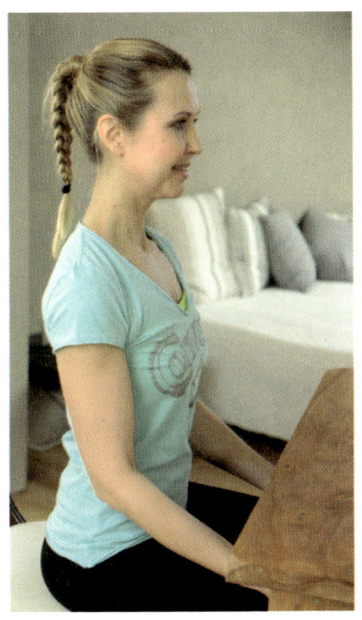

← Bild links: Für diese Übung ist kein großes Gerät notwendig. Achten Sie darauf, nicht ins Hohlkreuz zu gehen. Die Handflächen zeigen einmal nach oben und einmal nach unten. Drücken Sie kräftig gegen die Tisch- oder Schreibtischplatte.

→ Bild rechts: Verschränken Sie die Hände und strecken Sie die Arme kräftig nach oben. Achten Sie darauf, dass die Wirbelsäule dabei gerade bleibt.

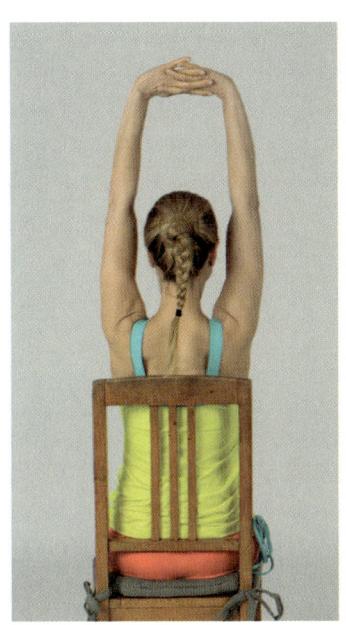

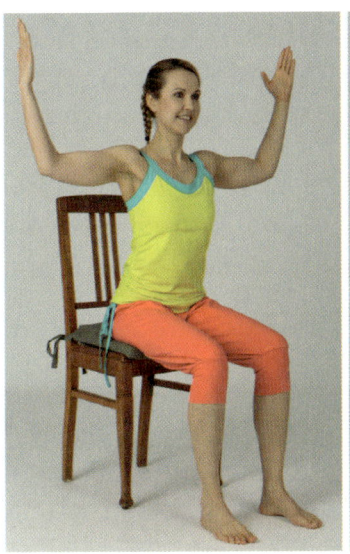

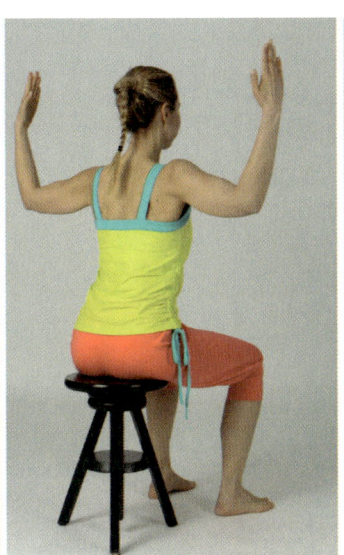

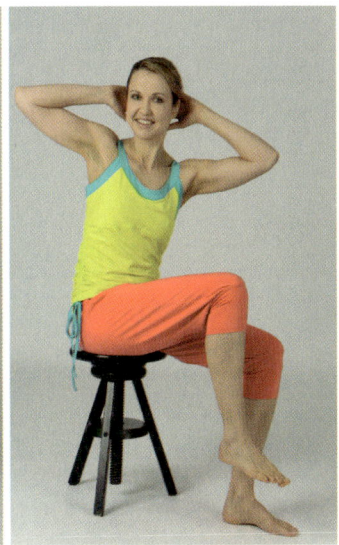

↑ Setzen Sie sich auf den vorderen Teil des Stuhls. Erspüren Sie die Sitzknochen. Der Rücken bleibt gerade. Der Hinterkopf bildet mit dem Rücken eine Linie.

Die Füße stehen fest auf dem Boden. Die Hände berühren den Hinterkopf. Heben Sie nun das rechte Bein etwas an, während Sie sich leicht nach links neigen.

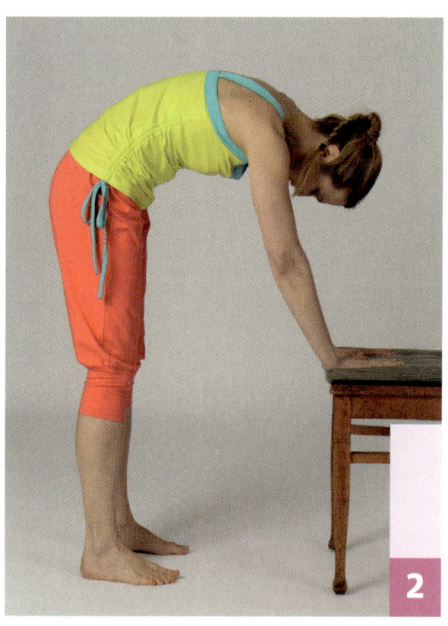

Übung 2: Katzenbuckel im Stehen

🌸 Sie können Ihren Rücken am besten mobilisieren, indem Sie sich mit Ihren Händen auf dem Bürostuhl/Stuhl abstützen.

🌸 Beugen Sie die Knie leicht durch und machen Sie einen Katzenbuckel. Ihren Kopf lassen Sie dabei locker hängen und Ihre Schulterblätter ziehen Sie auseinander.

🌸 Auch diese Übung sollten Sie 3- bis 5-mal wiederholen.

DARAUF ACHTE ICH
Erspüren Sie die angenehme
Dehnung, wenn Sie die
Wirbelsäule runden.

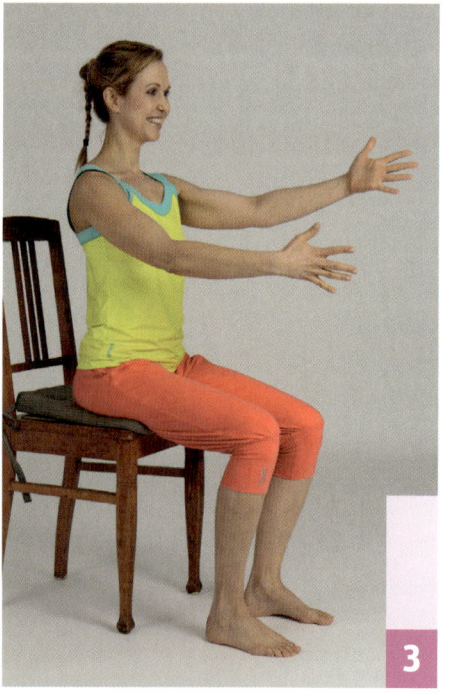

Übung 3: Faust machen und Finger spreizen

🌸 Lockern Sie Ihre Arme, Hände und Finger.

🌸 Dazu strecken Sie zunächst Ihre Finger weit auseinander, danach ballen Sie die Hände zu einer Faust. Dann die Finger wieder spreizen.

🌸 Wiederholen Sie die Übung 10-mal.

Übung 4: Brustwirbelsäule dehnen

🌸 Falten Sie nun Ihre Hände und strecken Sie sie mit nach außen gekehrter Handfläche nach vorn.
🌸 Lassen Sie sie dann wieder locker.
🌸 Wiederholen Sie die Übung 2-mal.

Auch im Stehen können Sie die Muskeln dehnen. Stellen Sie sich dazu aufrecht auf den Boden. Die Füße stehen hüftbreit auseinander. Die Fußspitzen zeigen nach vorn. Die Knie sind leicht gebeugt. Das Becken befindet sich in Mittelposition. Führen Sie dann die Dehnübung aus, wie in Übung 4 beschrieben.

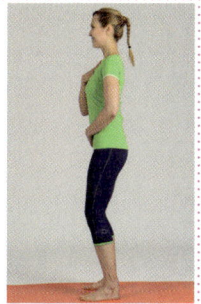

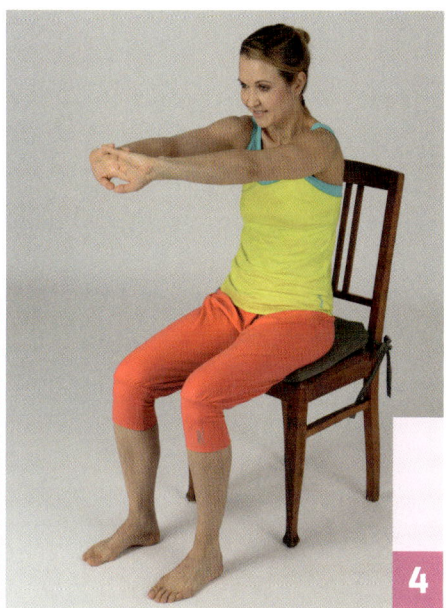

Übung 5: Schulter dehnen

🌸 Dehnen ist ein Wundermittel: Legen Sie die rechte Hand auf die linke Schulter.
🌸 Drücken Sie nun mit der linken Hand den Ellbogen in Richtung linker Schulter.
🌸 Dann wechseln Sie zur anderen Seite.

DARAUF ACHTE ICH
Spüren Sie die Dehnung in der jeweiligen Schulter bis in das Schulterblatt hinein.

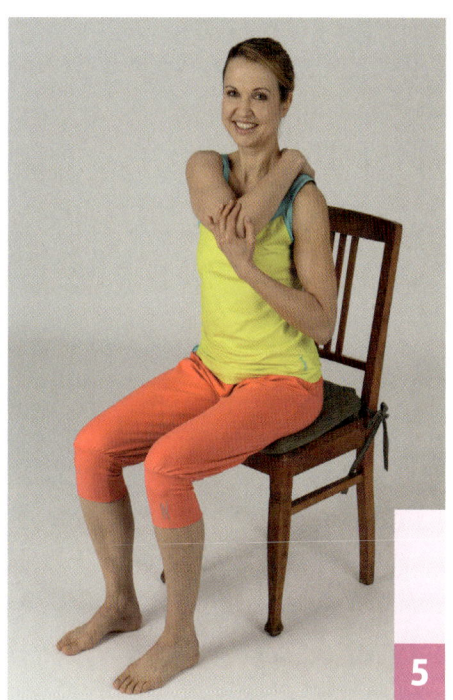

Übung 6: Kniezug (mit Hanteln) – für den Bauch

🌸 Legen Sie sich auf den Rücken, heben Sie beide Beine an und ziehen Sie die Knie so an den Körper, dass sich die Kniegelenke direkt oberhalb der Hüftgelenke befinden.

🌸 Heben Sie dann Schultern, Kopf und Arme etwas an, aber nicht zu hoch.

🌸 Die Handflächen zeigen nach oben.

🌸 Schieben Sie nun die Arme und Hände in kleinen Bewegungen 10- bis 15-mal nach vorn. Wiederholen Sie später die Übung 20- bis 30-mal.

DARAUF ACHTE ICH
Ziehen Sie die Schultern nach unten, damit Sie im Schulter-Nacken-Bereich nicht verspannen.

Bei der ersten Variante werden die geraden, tiefen Bauchmuskeln gekräftigt, bei der zweiten Variante die schrägen.

Varianten
a) Um die Übung zu intensivieren, können Sie zwei Hanteln oder zwei Wasserflaschen in die Hände nehmen.
b) Schieben Sie beide Arme und Hände abwechselnd nach vorn rechts, dann nach vorn links, jeweils 10- bis 15-mal.

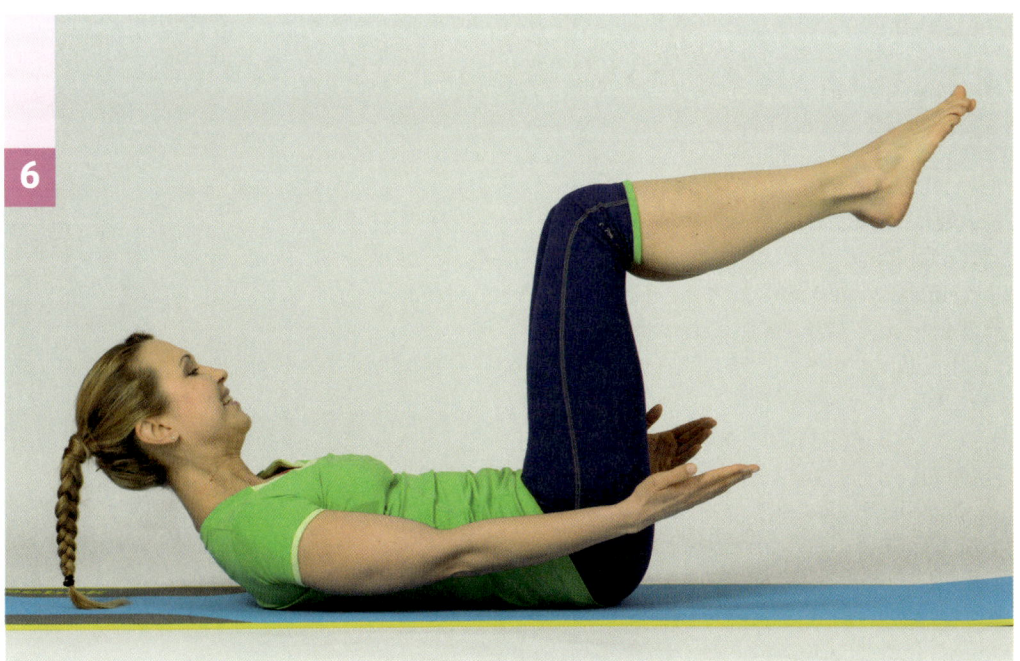

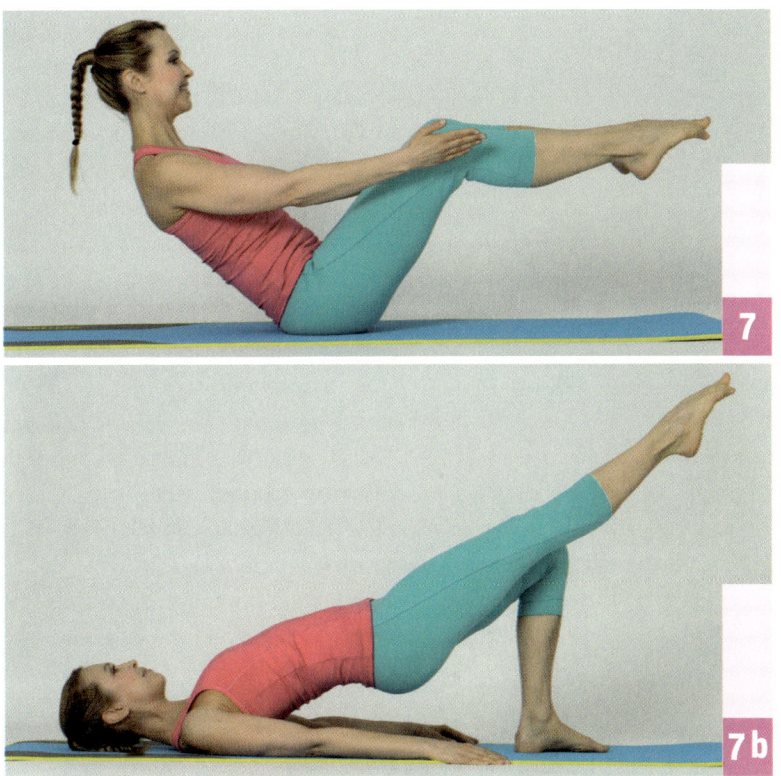

Übung 7: Pilates-Crunch und Beckenlift

🌸 Setzen Sie sich auf und ziehen Sie die Beine an.

🌸 Nun lehnen Sie sich zurück und heben dabei die gebeugten Beine an. Die Arme in Verlängerung der Unterschenkel waagrecht nach vorn ausstrecken.

🌸 Halten Sie die Position 10 Sekunden, legen Sie dann eine kurze Pause ein. Machen Sie insgesamt 3 Durchgänge.

Varianten

a) Legen Sie sich auf den Rücken und heben Sie den Po so hoch, dass Schultern, Hüfte und Knie eine Linie bilden.

b) Beginnen Sie die Übung wie oben, heben Sie jedoch zusätzlich ein Bein und halten Sie die Position jeweils 10 bis 15 Sekunden. Wiederholen Sie die Übung 3-mal pro Seite.

DARAUF ACHTE ICH

Wichtig: Bei den Varianten sollten Sie immer darauf achten, dass das Becken während des Haltens nicht absinkt, sodass Sie die gerade Körperhaltung stets beibehalten können.

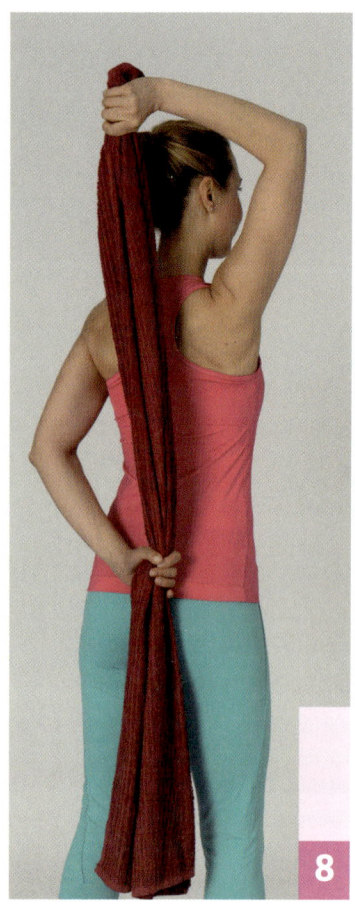

Übung 8: Mit Handtuch oder Schal

🌼 Stellen Sie sich aufrecht mit hüftbreit geöffneten Füßen auf den Boden und beugen Sie die Knie ganz leicht.

🌼 Greifen Sie nun ein zusammengerolltes Handtuch (oder einen Schal) möglichst senkrecht hinter dem Rücken. Eine Hand fasst das Handtuch etwa hinter dem Kopf, die andere hinter dem Becken.

🌼 Der Kopf ist aufgerichtet, und der Blick geht nach vorn.

🌼 Spannen Sie nun die Bauch- und Beckenbodenmuskeln gut an und versuchen Sie gleichzeitig, das Handtuch auseinanderzuziehen.

🌼 Halten Sie die Spannung 6 bis 10 Sekunden an und atmen Sie dabei normal weiter.

🌼 Wiederholen Sie die Übung 6- bis 10-mal.

Variante

a) Das Handtuch hinter dem Rücken hoch- und runterziehen.

Übung 9: Adler 1

🌼 Setzen Sie sich auf die Matte, beugen Sie sich nach hinten und stützen Sie sich mit beiden Unterarmen hinter dem Körper ab.

🌼 Stellen Sie den linken Fuß auf und strecken Sie das rechte Bein lang aus. Atmen Sie ein. Mit dem Ausatmen ziehen Sie den Bauchnabel ein und lösen das rechte Bein zwei Zentimeter vom Boden.

🌼 Atmen Sie weiter, während Sie das rechte Bein langsam so weit anheben, bis beide Oberschenkel parallel sind.

🌼 Senken Sie sie nun im Zeitlupentempo wieder ab bis kurz über dem Boden.

🌼 Wiederholen Sie die Übung 8-mal. Wechseln Sie dann die Seite. Zwischendurch sollten Sie die Beine lockern.

🌼 Wiederholen Sie die Übung noch einmal.

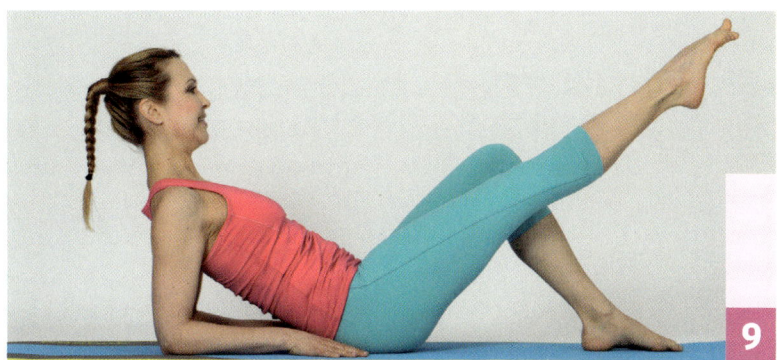

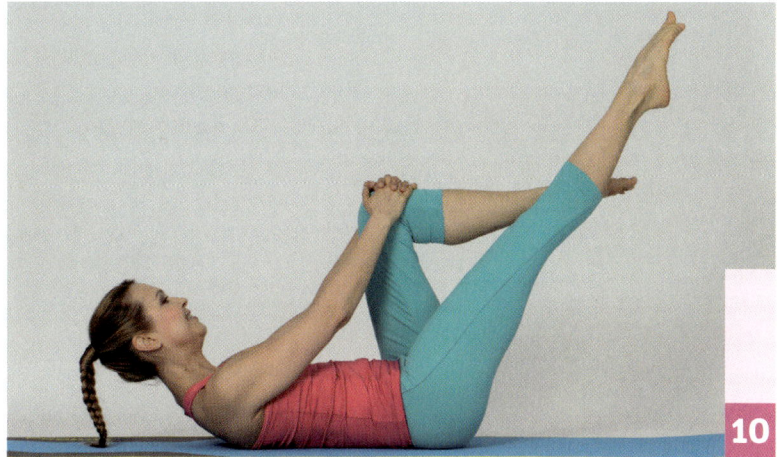

Übung 10: Adler 2

🌸 Legen Sie sich auf den Rücken und heben Sie die Beine im rechten Winkel an.

🌸 Die Knie sind über den Hüften, die Hände liegen entspannt auf den Knien.

🌸 Atmen Sie ein. Beim Ausatmen ziehen Sie den Bauchnabel ein.

🌸 Heben Sie Kopf und Schultern an und strecken Sie das rechte Bein diagonal aus. Dabei ruhen beide Hände auf dem linken Knie.

🌸 Mit dem Einatmen das rechte Knie und den Oberkörper wieder in die Ausgangsposition zurückführen.

DARAUF ACHTE ICH

Beim Strecken des Beines den Bauch gut anspannen und den Bauchnabel nach innen ziehen.

Workout 10

Fettverbrennung und Bauchmuskeltraining

Die Kombination von Kräftigungsübungen und schnellen Übungen ist am effektivsten, wenn es um die Fettverbrennung geht. Soll speziell der Bauch dabei gestrafft werden, eignen sich natürlich besonders gut Bauchmuskelübungen. Steigern Sie die Wiederholungen von Woche zu Woche und auch die Dauer der Übung. Schieben Sie immer wieder »freie Tanzrunden« ein.

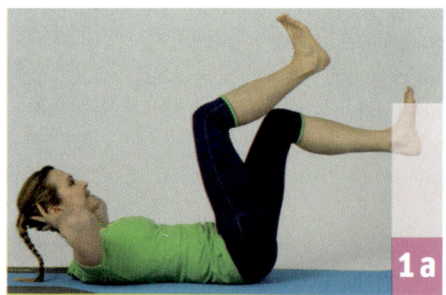

Übung 1: Radfahren

🌸 Legen Sie sich auf den Rücken und stellen Sie die Beine auf.

🌸 Ziehen Sie nun die Knie zum Bauch und imitieren Sie Radfahrbewegungen: Im fließenden Wechsel ein Bein strecken und ein Bein anziehen.

Variante

a) Etwas schwerer: Wie oben, jedoch beide Hände unter den Kopf legen und den Kopf anheben.

b) Wie oben, jedoch dabei den Oberkörper im Wechsel etwas nach rechts und nach links drehen.

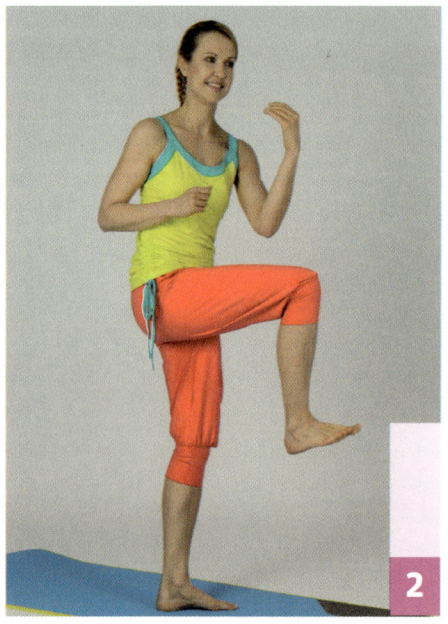

Übung 2: Beine in die Höhe ziehen

🌸 Sie stehen stabil in aufrechter Haltung, die Füße parallel, die Knie sind leicht gebeugt. Halten Sie die Hände auf Gesichtshöhe.

🌸 Jetzt ziehen Sie kraftvoll und schnell das rechte Knie nach oben und stellen den Fuß sofort wieder in die Ausgangsposition zurück. Beim Hochziehen atmen Sie kraftvoll durch den Mund aus.

🌸 Dann wechseln Sie die Seite und führen die Übung mit dem linken Knie durch. Wiederholen Sie die Übung auf jeder Seite 25-mal.

Übung 3: Für Fortgeschrittene

🌸 Sie stehen sicher und aufrecht und strecken die Arme nach oben.

🌸 Jetzt ziehen Sie das rechte Knie schnell nach oben und dabei beide Ellbogen gleichzeitig kraftvoll nach unten.

🌸 Dann gehen Sie sofort in die Ausgangsstellung zurück und wechseln das Bein.

Variante

a) Sie stehen auf beiden Beinen, die Knie sind leicht gebeugt. Halten Sie die angewinkelt, die geballten Hände sind auf Kopfhöhe. Spannen Sie die Rumpfmuskeln an und machen Sie mit dem rechten Arm auf Schulterhöhe eine schnelle Schlagbewegung nach rechts. Drehen Sie den Kopf mit und atmen Sie dabei tief aus. Beugen Sie sofort den Ellbogen wieder und wechseln Sie die Seite.

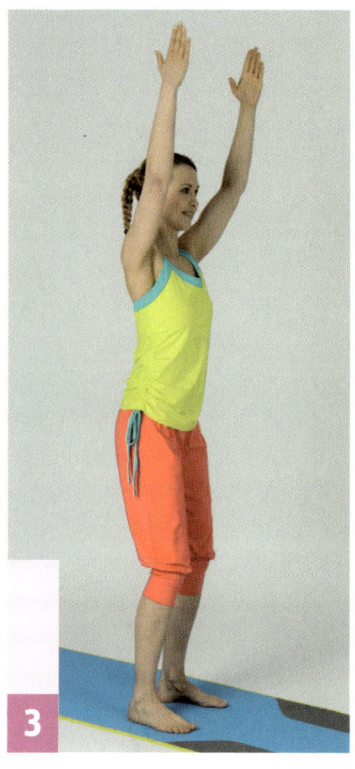

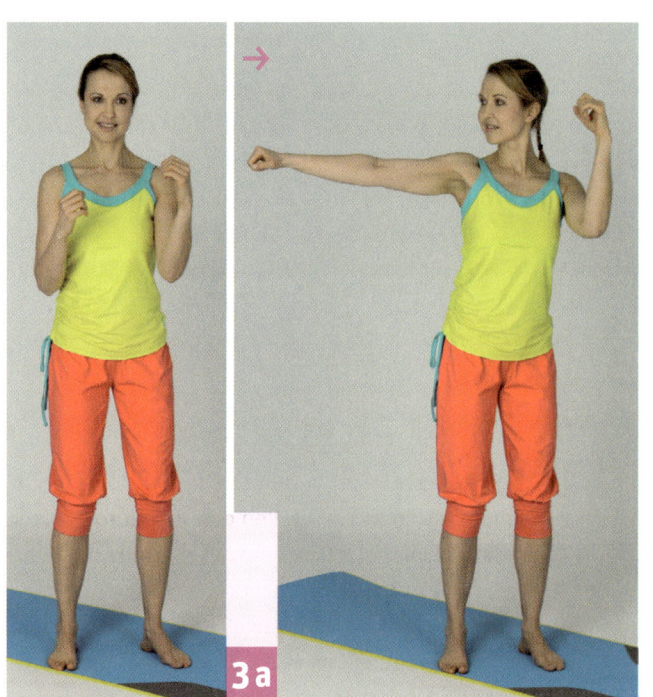

DARAUF ACHTE ICH
Das Becken soll bei der
Übung stabil bleiben, die Bauch-
muskeln sind angespannt.

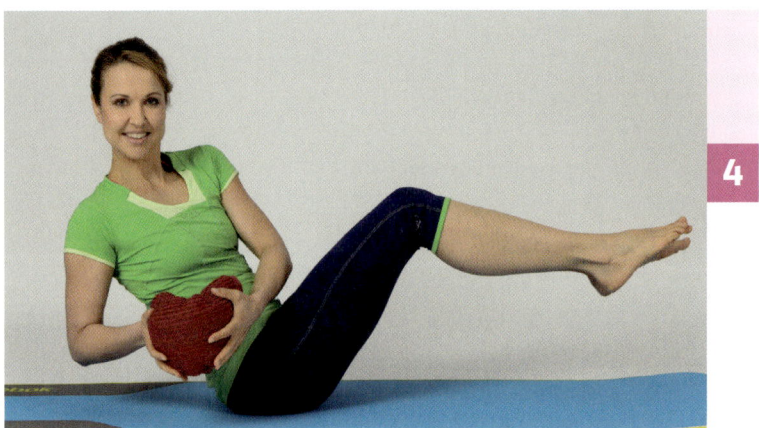

Übung 4: Schräge Bauchmuskeln trainieren

🌸 Gehen Sie in die Rückenlage und stellen Sie beide Füße auf. Nehmen Sie einen Ball oder ein zusammengerolltes Handtuch in beide Hände.

🌸 Heben Sie im Sitzen die Unterschenkel etwas an und lehnen Sie den Oberkörper mit geradem Rücken zurück. Führen Sie dann den Ball abwechselnd zur rechten und zur linken Seite.

🌸 Halten Sie die Position 6 bis 10 Sekunden lang, dann schieben Sie den Ball noch etwas weiter nach vorn oder nach oben.

🌸 Legen Sie sich nun zurück und strecken Sie die Arme mit dem Ball nach hinten. Bleiben Sie in dieser Dehnlage 10 bis 20 Sekunden liegen. Führen Sie 4 bis 6 Sätze durch.

🌸 Atmen Sie beim Nach-vorn-Schieben jeweils langsam aus.

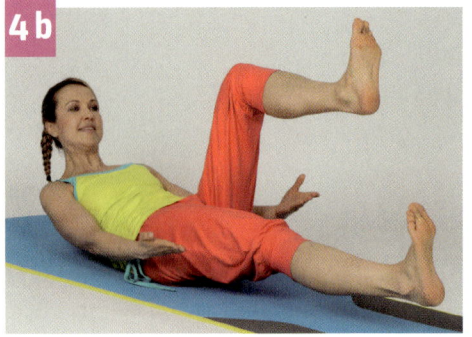

Varianten

a) **Die Übung intensivieren:** Heben Sie beide Unterschenkel an, sodass Ober- und Unterschenkel einen rechten Winkel bilden. Die Fußgelenke sind dabei überkreuzt. Dann die Übung wie vorher durchführen.

b) Heben Sie die Arme ein wenig an; die Handflächen zeigen nach oben. Dann Kopf, Schultern anheben und mit den Beinen Rad fahren.

Übung 5: Die Wirbelsäule aufrichten

❀ Setzen Sie sich aufrecht auf einen Stuhl und halten Sie einen Stab oder Besenstiel zwischen den Händen.

❀ Führen Sie den Besenstiel in Brustkorbhöhe, wobei die Ellbogen gebeugt bleiben.

❀ Versuchen Sie nun, den Stab auseinanderzuziehen.

❀ Die Schulterblätter dabei zur Wirbelsäule hin ziehen und die Schultern unten lassen.

❀ Diese isometrische Anspannung 6 bis 10 Sekunden halten und dabei normal weiteratmen.

❀ Dann den Stab kurz auf den Oberschenkeln ablegen, bevor Sie die Übung etwa 6- bis 10-mal wiederholen.

Variante

a) Den Stab wie oben beschrieben vor dem Körper halten und dann die rechte Hand mit dem Stab anheben, die linke senken, sodass sich jetzt der Stab in der Diagonalen befindet. Dann den Stab 6 bis 10 Sekunden auseinanderziehen und wieder ablegen. Nun die andere Seite üben. Wiederholen Sie die Übung für jede Seite etwa 6- bis 10-mal.

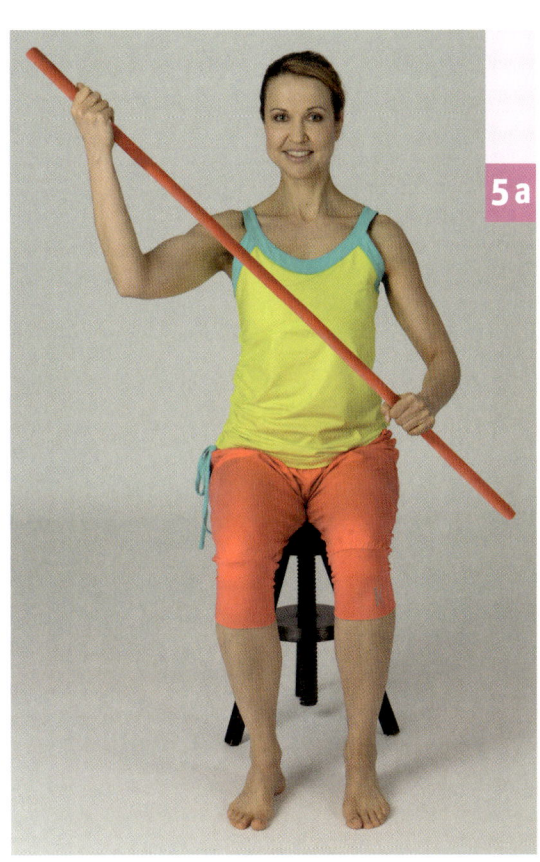

5 a

DARAUF ACHTE ICH

Erspüren Sie die Spannung, die entsteht, wenn Sie versuchen, den Stab auseinanderzuziehen. Halten Sie die Spannung kurz an.

Workout 11

Für eine schlanke Taille

Bauch und Rücken kräftigen mit dem Redondo-Ball bzw. mit einem zusammengerolltem Handtuch. Der Redondo-Ball, man kennt ihn auch unter Pilates-Ball, ist ein weicher, leichter Ball, dessen Anschaffung sich auf jeden Fall rentiert. Man bekommt ihn in Sport- oder Sanitätshäusern. Er eignet sich sowohl für sanfte als auch für kräftige Übungen.

Übung 1: Haltungsübung an der Wand

🌸 Start-Postion: (Sollten Sie keinen Redondo-Ball zur Verfügung haben, nehmen Sie für diese Übung ein Handtuch, das Sie zusammenfalten können). Setzen Sie sich mit den Sitzbeinhöckern auf den Boden, lehnen Sie das Kreuzbein an den Ball (oder das Handtuch), stellen Sie die Füße hüftbreit auf. Beide Schultern befinden sich über dem Becken, die Arme sind parallel zum Boden nach vorn ausgestreckt. Die Handflächen zeigen zueinander, die Daumen nach oben.
🌸 Dann rollen Sie das Becken ein und lehnen den Oberkörper nach hinten, während Sie ausatmen. Pressen Sie dabei den Ball (oder das Handtuch) in den Boden hinein, beim Einatmen richten Sie sich wieder auf.

Variante:

a) **Extra-Kick:** Den Rumpf beim Nach-hinten-Lehnen nach rechts drehen, den rechten Ellbogen dabei beugen und nach hinten ziehen, die linke Hand zieht nach vorn, als ob Sie Pfeil und Bogen spannen wollten. Wechseln Sie dann die Seite.

RICHTIG TRAINIEREN

Die tiefen Rücken- und Bauchmuskeln halten die Wirbelsäule mit niedriger Spannung in einer stabilen, ausbalancierten Position. Beim Training mit dem Redondo-Ball kann man die tiefen Muskeln gut kräftigen, aber auch elastisch halten. Beenden Sie eine Übung, wenn Sie die Position nicht mehr halten können, ausweichen oder zu zittern beginnen.

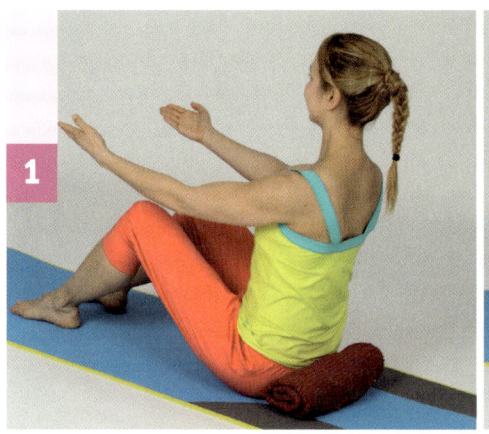
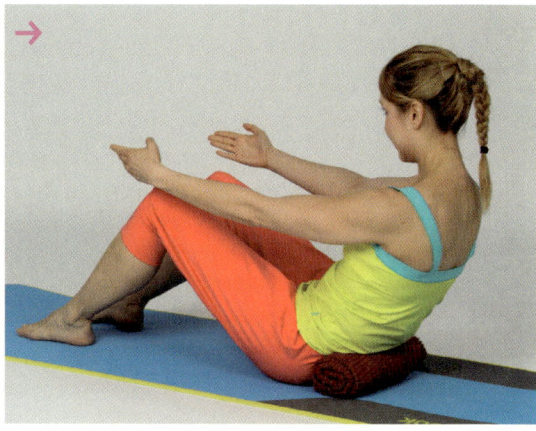

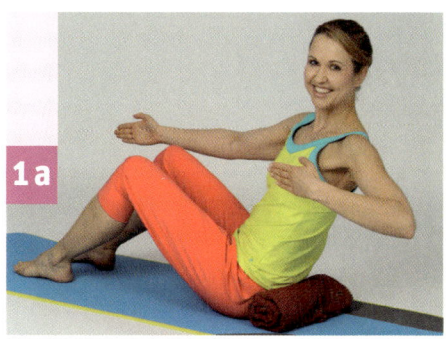

Übung 2: Übung mit dem Ball

🌸 Setzen Sie sich aufrecht auf einen Stuhl oder auf den Boden, z. B. im Schneidersitz. Richten Sie den Rücken gerade auf und schieben Sie den Scheitel des Kopfes nach oben in Richtung Decke.

🌸 Halten Sie den Redondo-Ball in Brusthöhe vor dem Körper zwischen beiden Händen.

🌸 Die Ellbogen zeigen nach außen. Dann den Ball zusammendrücken, während Sie ausatmen.

🌸 Beim Einatmen die Spannung wieder loslassen.

🌸 Ziehen Sie die Schultern nicht hoch und achten Sie darauf, nicht zu kurz zu atmen.

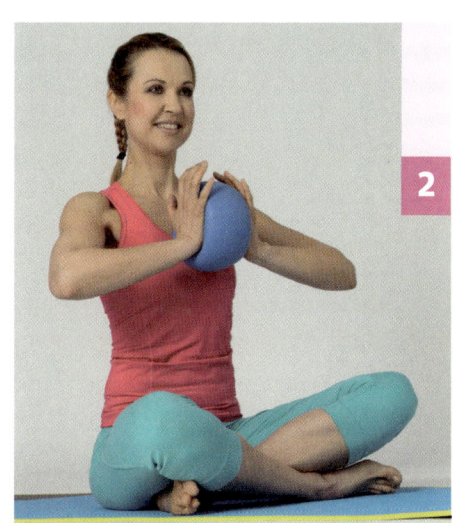

DARAUF ACHTE ICH
Die Schultern nicht
hochziehen und langsam und
lange ausatmen.

3

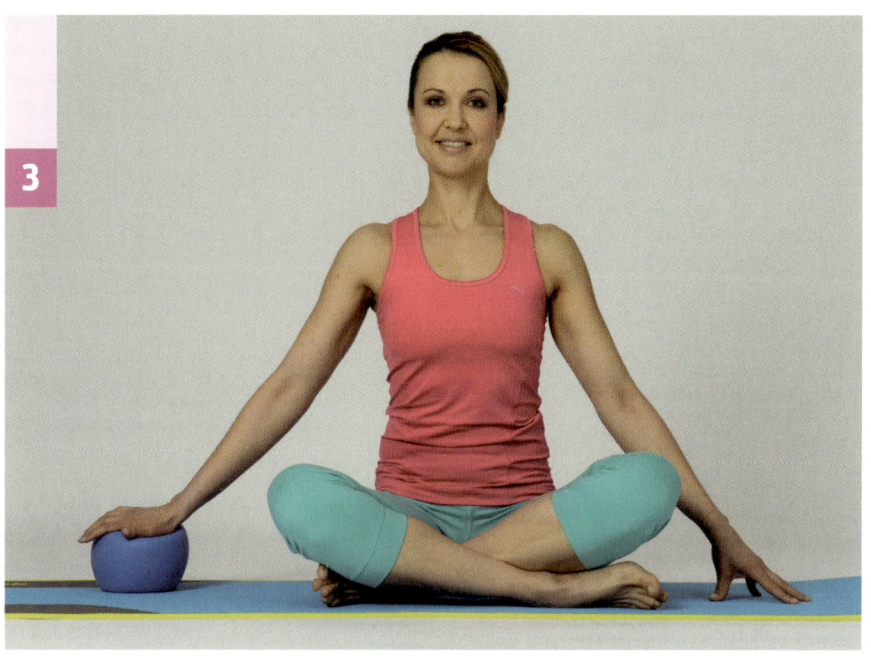

Übung 3: Seitliche Rumpfmuskeln kräftigen

🌸 Setzen Sie sich aufrecht in den Schneidersitz auf den Boden.

🌸 Der Brustkorb ist angehoben, die Schultern befinden sich über dem Becken und nicht davor.

🌸 Der Nacken ist lang. Der Redondo-Ball liegt rechts neben Ihrem Becken.

🌸 Legen Sie nun die rechte Hand auf den Ball und drücken Sie mit der Hand auf den Ball, während Sie ausatmen.

🌸 Halten Sie die Spannung 6 bis 10 Sekunden oder etwas länger an.

🌸 Lassen Sie dann locker und legen Sie den Ball auf die andere Seite.

🌸 Wiederholen Sie die Übung mit der linken Hand.

🌸 Führen Sie die Übung auf jeder Seite 4- bis 8-mal durch.

DARAUF ACHTE ICH

Versuchen Sie, das Gewicht des Oberkörpers nicht auf den Ball zu legen. Den Ball lediglich mit der Hand drücken, ohne Körpereinsatz.

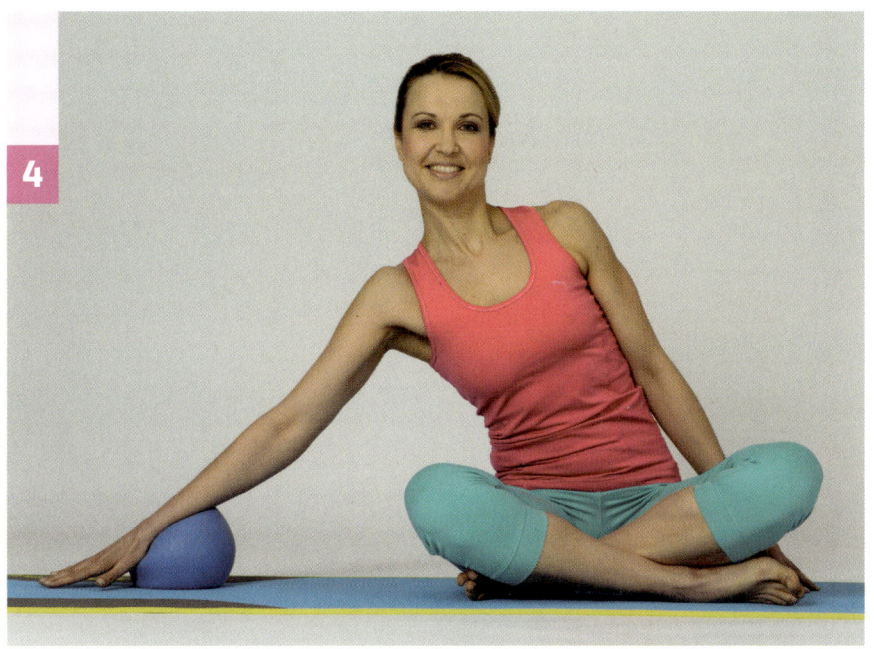

Übung 4: Dehnung und Entspannung

🌸 Setzen Sie sich wieder aufrecht in den Schneidersitz auf den Boden.

🌸 Der Ball liegt an Ihrer rechten Körperseite.

🌸 Legen Sie die rechte Hand auf den Ball und rollen Sie diesen ein wenig zur rechten Seite.

🌸 Halten Sie die Dehnspannung 10 bis 15 Sekunden an.

🌸 Rollen Sie nun den Ball zurück und wechseln Sie die Seite.

Variante
a) Rollen Sie den Ball so weit wie möglich zur Seite.

DARAUF ACHTE ICH
Versuchen Sie, nicht so weit nach außen zu rollen, dass Sie sich mit der Hand auf dem Boden abstützen müssen. Erfühlen Sie den richtigen Abstand zwischen Körper und Ball.

Workout 12

Haltungs- und Bauchübungen im und am Türrahmen

Ein Türrahmen ist überall verfügbar, egal ob im Büro oder zu Hause. Man kann ihn zu effektiven Haltungs- und Bauchübungen wunderbar nutzen. Kräftigungs- und auch Dehnungsübungen werden durch den Türrahmen sehr wirkungsvoll.

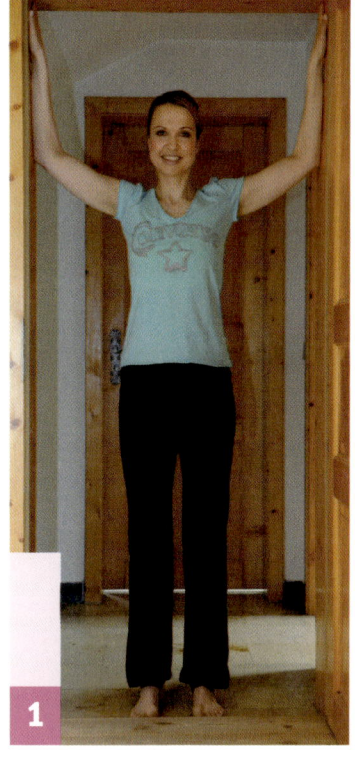

1

DARAUF ACHTE ICH

Wichtig: Die Knie sind leicht gebeugt, der Rücken ist gerade.

Übung 1: Optimale Haltungsübung für den ganzen Rücken

🌸 Stellen Sie sich mit hüftbreit geöffneten Beinen mittig in einen Türrahmen.

🌸 Heben Sie die Arme an und legen Sie die Handflächen oben rechts und links an die Türrahmen.

🌸 Dann zuerst die Bauch- und Beckenbodenmuskeln anspannen und mit den Händen gegen die Türrahmen drücken.

🌸 Die Spannung 6 bis 10 Sekunden halten, dann die Arme kurz entspannt senken.

🌸 Wiederholen Sie die Übung 4- bis 6-mal.

Varianten

a) Übung wie oben, jedoch die Handflächen in Schulterhöhe an die Türrahmen legen und gegen diesen drücken. Die Knie sind ein wenig gebeugt, der Rücken ist gerade. Stellen Sie sich dabei vor, Sie schieben den Scheitel des Kopfes in Richtung Decke. Achten Sie darauf, die Schultern nicht hochzuziehen.

b) **Für große Menschen:** Die Handballen an den oberen Balken des Türrahmens legen und dagegen drücken.

Beide Arme seitlich hängen lassen, sodass die Handflächen zum Körper und die Fingerspitzen zum Boden zeigen. Dann

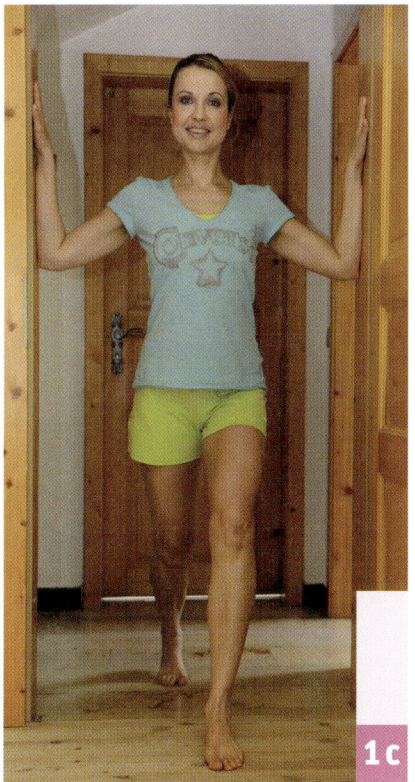

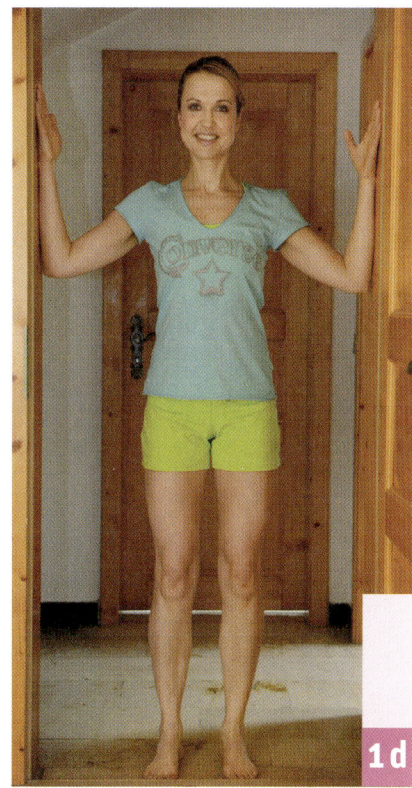

die Handrücken gegen die Türrahmen nach außen drücken. Gleichzeitig die Schultern nach unten ziehen.

c) Stellen Sie sich in den Türrahmen. Machen Sie einen Ausfallschritt. Die Hände befinden sich etwa auf Höhe des Halses. Drücken Sie mit den Handballen gegen den Türrahmen.

d) Stellen Sie sich mit hüftbreit geöffneten Beinen in einen Türrahmen. Die Oberarme schulterhoch anheben und die Unterarme mit den Handrücken nach außen gegen den Türrahmen drücken.

DARAUF ACHTE ICH
Halten Sie die Spannung
6 bis 10 Sekunden aus. Versuchen
Sie, die Übung etwa 4- bis 6-mal
zu wiederholen.

119

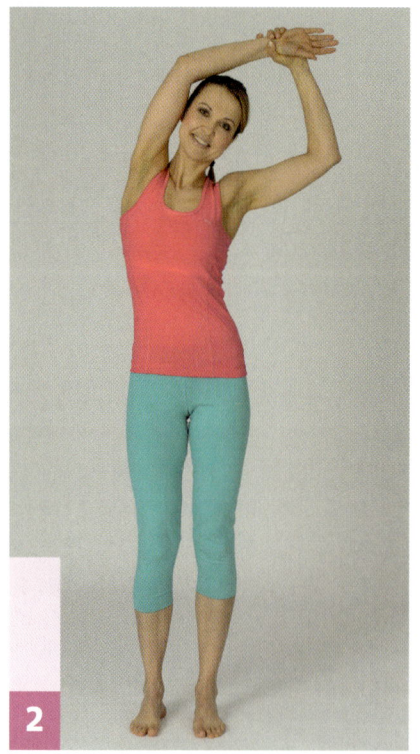

2

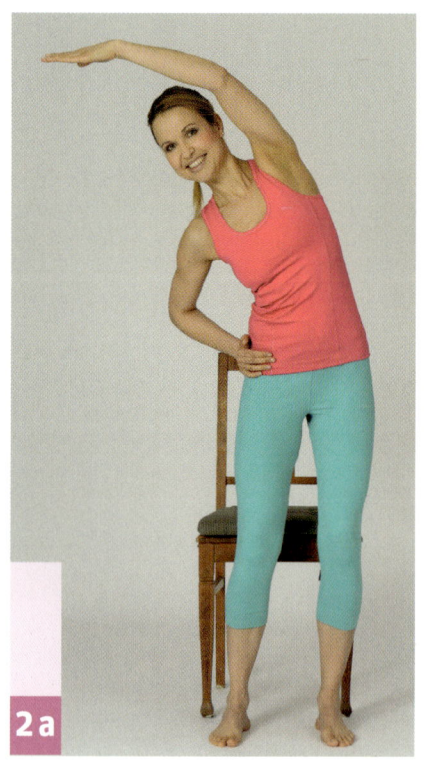

2 a

Übung 2: Dehnung der seitlichen Rumpfmuskeln

DARAUF ACHTE ICH
Kein Hohlkreuz machen.
Bauch- und Gesäßmuskeln
anspannen.

🌸 Stellen Sie sich aufrecht auf den Boden. Die Füße sind hüftbreit auseinander. Das Becken ist schwer.
🌸 Heben Sie beide Arme über den Kopf und fassen Sie mit der linken Hand das rechte Handgelenk. Ziehen Sie gleichzeitig den linken Arm nach rechts.
🌸 Die Dehnung 10 bis 15 Sekunden aushalten. Dann locker lassen. Wiederholen Sie die Übung 2- bis 4-mal.

Variante
a) Den rechten Arm hoch anheben, die linke Hüfte gegen einen Türrahmen drücken und mit dem rechten Arm über dem Kopf in Richtung linken Türrahmen ziehen. Die Handfläche zeigt dabei nach oben.

120

Übung 3: Sehr effektive und wohltuende Kreuzdehnung/Topübung

✤ Diese Übung hilft auch bei Rückenschmerzen, besonders im unteren Kreuzbereich. Sie dehnt und entspannt diese Muskeln und kräftigt die Bauchmuskeln.

✤ Stellen Sie sich mit geradem Rücken an einen Seitenpfosten des Türrahmens. Die Füße stehen etwa 30 cm davon entfernt, die Knie sind etwas gebeugt.

✤ Spannen Sie dann die Bauch- und Beckenbodenmuskeln an und drücken Sie die Lendenwirbelsäule fest nach hinten gegen den Türrahmen.

✤ Atmen Sie dabei aus oder einfach gelöst weiter. Halten Sie die Spannung 6 bis 8 Sekunden an. Dann locker lassen.

✤ Wiederholen Sie die Übung 4- bis 6-mal.

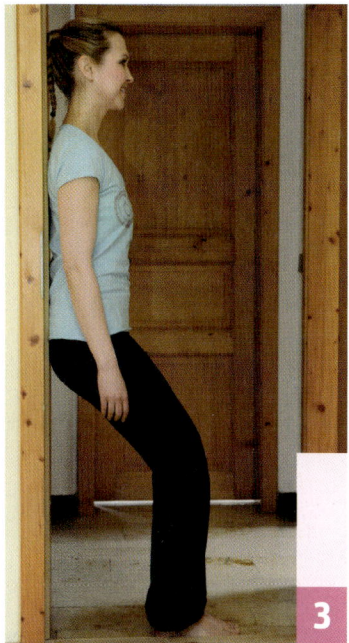

Variante

a) Die Übung wie oben beschrieben, die Arme jedoch in Schulterhöhe nach vorn gegen den anderen Türpfosten strecken. Dann die Bauch- und Beckenbodenmuskeln anspannen und die untere Wirbelsäule gegen den Türrahmen drücken. Der Kopf ist dabei leicht nach vorn gebeugt, und der Blick zeigt nach unten.

b) Heben Sie nun ein Bein an und legen Sie die ganze Fußsohle an den anderen Türpfosten. Spannen Sie jetzt Bauch und Beckenboden kräftig an, drücken Sie das Kreuz gegen den Türpfosten und stemmen Sie den Fuß des angehobenen Beines so kräftig wie möglich gegen den Türpfosten. Tun Sie so, als ob Sie das Bein strecken wollten. Halten Sie die Spannung 6 bis 10 Sekunden an, dann wechseln Sie das Bein.

Wichtig: Ziehen Sie die Schultern nicht hoch. Die Arme können herunterhängen und ziehen eher nach hinten, oder legen Sie die Hände hinter dem Gesäß an den Türpfosten und drücken Sie gegen diesen.

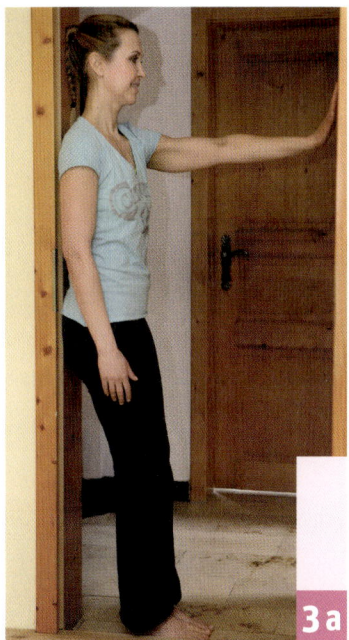

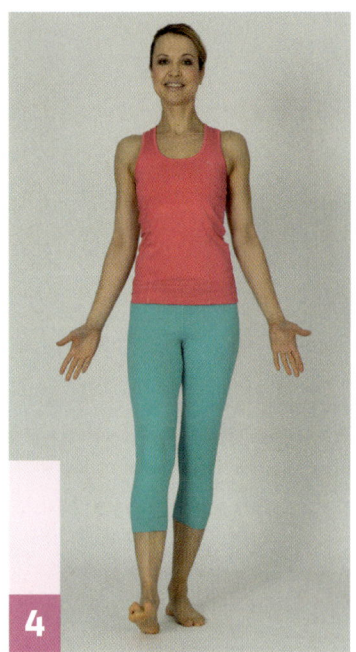

4

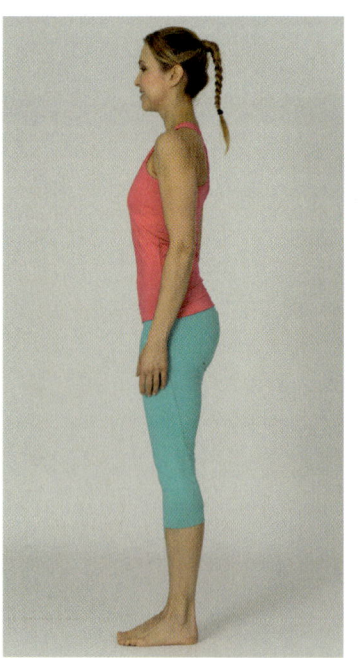

Übung 4: Bauchmuskel- und Rückenkräftigung; aufrechte Haltung

🌸 Stellen Sie sich aufrecht hin und machen Sie mit dem rechten Fuß einen Ausfallschritt.

🌸 Spannen Sie die Bauchmuskeln fest an und drücken Sie den Rücken kräftig nach hinten gegen den Türpfosten oder gegen eine Wand.

🌸 Lassen Sie die Arme dabei seitlich herabhängen; die Handflächen zeigen nach vorn, die Fingerspitzen nach unten.

🌸 Dann das Kreuz kräftig nach hinten drücken und auch die Schultern zurücknehmen.

🌸 Halten Sie die Spannung 4 bis 6 Sekunden an. Wiederholen Sie die Übung 4- bis 6-mal.

Varianten

a) Sie können den Rücken auch gegen einen Türpfosten drücken, die Schultern wie oben beschrieben zurücknehmen und den rechten Fuß etwas vom Boden abheben.

b) Die Übung wie oben beginnen, dann aber einen Fuß mit der Fußsohle gegen den vorderen Türpfosten drücken.

DARAUF ACHTE ICH
Achten Sie bei allen
Übungen darauf, dass Sie die
Schultern nicht hochziehen,
siehe nebenstehendes Bild!

Übung 5: Kräftigung für Bauch und Oberschenkel und für eine gute Haltung

Tür-Kniebeugen

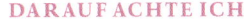 Stellen Sie sich mit hüftbreit geöffneten Füßen vor eine geöffnete Zimmertür und halten Sie sich an beiden Türklinken fest.

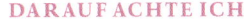 Dann die Knie langsam beugen, bis Ober- und Unterschenkel etwa einen rechten Winkel bilden. Der Oberkörper bleibt dabei aufrecht, den Nacken nach oben schieben.

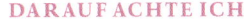 Halten Sie diese Position etwa 4 bis 6 Sekunden lang, dann richten Sie sich wieder auf. Wiederholen Sie die Übung 4- bis 6-mal.

Variante

a) Ausgangsposition wie oben, dann aber aus dem Stand heraus (die Knie sind leicht gebeugt) ein Knie anheben und mit der Innenseite gegen die Tür drücken. Üben Sie abwechselnd das rechte und das linke Knie.

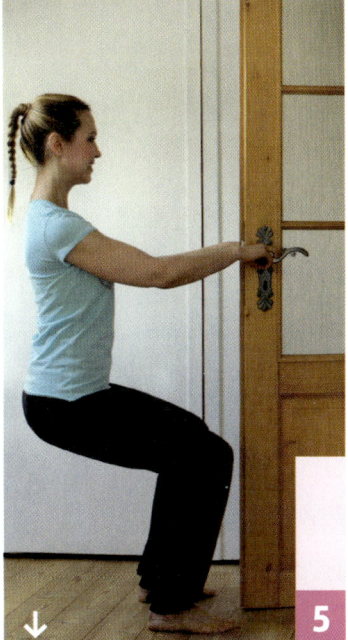

DARAUF ACHTE ICH
Viele Übungen eignen sich
auch dazu, das Gefühl für
den eigenen Körper sensibler
wahrzunehmen und ein Gespür
dafür zu entwickeln, wie stark Sie
Ihren Körper belasten können.

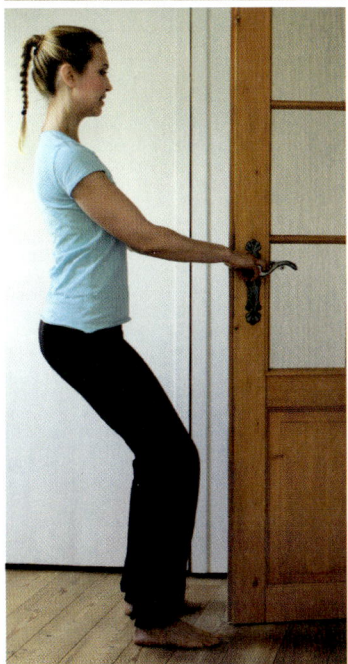

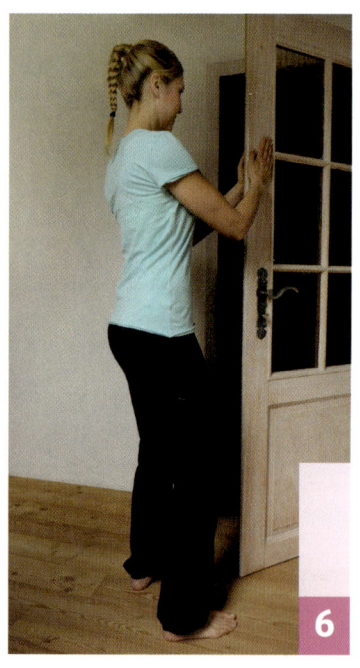

Übung 6: Haltungsübung

🌸 Stellen Sie sich vor eine geöffnete Tür (oder frontal vor einen Türrahmen) und legen Sie beide Hände rechts und links an die Tür (bzw. den Türrahmen).

🌸 Dann beugen Sie leicht die Knie und drücken die Tür oder den Rahmen mit den Handballen kräftig zusammen. Der Rücken ist dabei aufrecht, und der Scheitel des Kopfes schiebt nach oben.

🌸 Halten Sie die Spannung 6 bis 10 Sekunden aus, dann locker lassen. Wiederholen Sie die Übung 4- bis 6-mal.

Variante

a) Beginnen Sie die Übung wie oben, legen Sie jedoch die rechte Hand höher und die linke tiefer an. Beide Hände drücken wieder gegen die Tür.

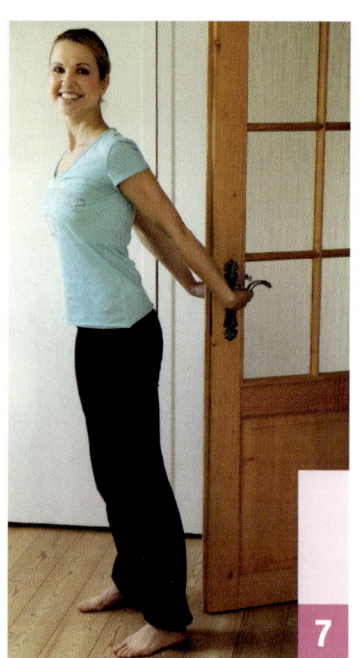

Übung 7: Die gesamte Wirbelsäule strecken; Ausgleichsübung für vorgebeugte Haltungen

🌸 Stellen Sie sich in den Türrahmen (oder vor einen Baum, Pfeiler, ein Geländer) und fassen Sie mit beiden Händen hinter sich die Türgriffe (den Baum, das Geländer etc.).

🌸 Dehnen Sie nun langsam den Oberkörper nach vorn, bis die Arme gestreckt sind. Bauch und Beckenboden dabei anspannen und nicht ins Hohlkreuz gehen.

🌸 Ziehen Sie die Schulterblätter hinten zusammen. Halten Sie diese Dehnung 10 bis 20 Sekunden aus und atmen Sie dabei locker weiter. Wiederholen Sie die Übung 2- bis 4-mal.

DARAUF ACHTE ICH
Hohlkreuz vermeiden, den Bauch
anspannen, den Brustkorb dehnen, die Schulterblätter hinten
zusammenziehen.

Übung 8: Dehnungsübung im Türrahmen 2

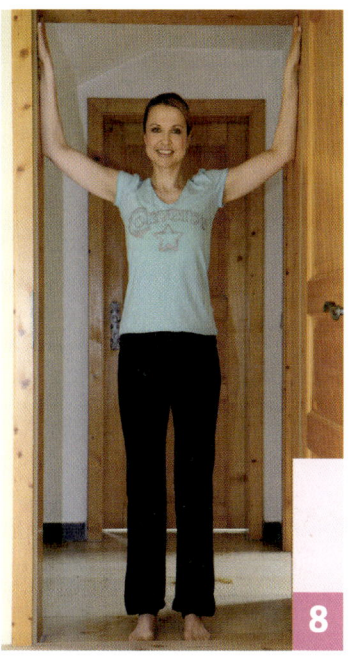

🌸 Stellen Sie sich mit gegrätschten Beinen in den oder etwas vor den Türrahmen und heben Sie die Arme gespreizt nach oben an.

🌸 Legen Sie die Hände oben rechts und links an die Türpfosten. Spannen Sie dann die Bauchmuskeln an und schieben Sie dabei den Brustkorb nach vorn durch den Türrahmen.

🌸 Die Hände bleiben an der gleichen Stelle, die Ellbogen sind leicht gebeugt.

🌸 Halten Sie die Dehnung 10 bis 20 Sekunden aus. Dann locker lassen. Wiederholen Sie die Übung 2- bis 4-mal.

Variante

a) Stellen Sie sich in Schrittstellung in den Türrahmen und legen Sie die Unterarme sowie die Kleinfingerseite etwa in Schulterhöhe rechts und links an die Türpfosten. Verlagern Sie nun das Gewicht auf das vordere Bein und beugen Sie dieses Knie etwas. Das hintere Bein ist gestreckt. Die Unterarme sind fixiert. Spannen Sie dann die Bauchmuskeln an und drücken Sie das Brustbein sanft nach vorn, als ob Sie eine Medaille darauf liegen hätten.

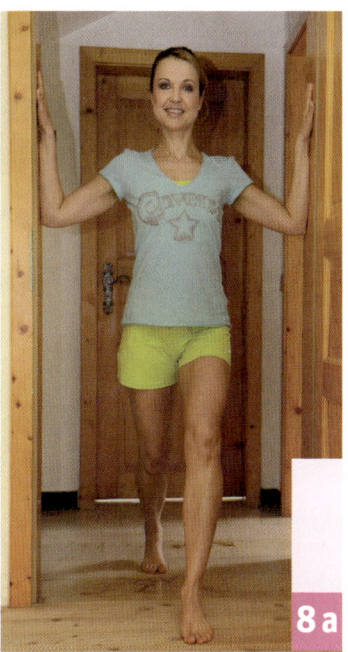

DARAUF ACHTE ICH
Die Ellbogen sollten nicht
höher als das Schultergelenk sein,
besser wäre es sogar, wenn sie
noch etwas tiefer wären.

Über dieses Buch

Über die Autorin

Heike Höfler ist staatlich geprüfte Gymnastiklehrerin mit jahrelanger Berufserfahrung. Seit 12 Jahren arbeitet sie auf selbstständiger Basis. Sie hat zahlreiche Bücher zu Gesundheits- und Gymnastikthemen geschrieben, hält Vorträge und gibt u. a. Rückenkurse für Bildungswerke, VHS, Krankenkassen sowie Unternehmen. Informationen finden Sie auf ihrer Homepage: www.heike-hoefler.de

Haftungsausschluss

Die Inhalte dieses Buches sind sorgfältig recherchiert, geprüft und erarbeitet worden. Dennoch können weder die Autorin noch der Verlag für die Angaben in diesem Buch und die praktische Umsetzung eine Haftung übernehmen.

Bildnachweis

Alle Fotos: **Sascha Wuillemet**, München, mit Ausnahme von:
fotolia 4, 22: fotoliaxrender; 4, 26: Gina Sanders; 5, 66: K.-U. Häßler; 8: vencav; 11: RioPatuca Images; 24: creative studio; 30: kreativloft GmbH; 41: Martin Schlecht
shutterstock.com 4, 6: Space Factory; 29: Subbotina Anna; 34: newartgraphics

Argosy Publishing 31, 32: Weldon Owen, Sydney
Illustrationen: Lydia Kühn, Aix-en-Provence, Frankreich

Impressum

Es ist nicht gestattet, Abbildungen und Texte dieses Buches zu digitalisieren, auf digitale Medien zu speichern oder einzeln oder zusammen mit anderen Bildvorlagen/Texten zu manipulieren, es sei denn mit schriftlicher Genehmigung des Verlages.

© Verlagsgruppe Weltbild GmbH, Steinerne Furt, 86167 Augsburg

Producing: Josef K. Pöllath, Dachau
Layout, DTP und Realisation: Lydia Kühn, Aix-en-Provence
Umschlaggestaltung: Maria Seidel, atelier-seidel.de
Gesamtherstellung: Typos, tiskařské závody, s.r.o., Plzeň

ISBN 978-3-8289-4355-1
2015   2014

Einkaufen im Internet: www.weltbild.de

Dank
Für die freundliche Unterstützung der Fotoproduktion, insbesondere für die Sportoutfits, danken wir Sport Scheck, München.

Register

Diesem Buch liegt
eine **Übungs-CD**
bei, auf der Sie
21 ausgewählte
Übungen finden.

Die Übungs-CD
Wenn Sie mit der CD üben, sollten Sie sich auch die Fotos zu den Übungen im Buch ansehen. Das erleichtert das Üben. Mit der CD holen Sie sich das Übungsprogramm nach Hause.